· 中国医学科学院健康科普研究中心推荐 ·

· 中华医学会心血管分会心脏病科普工具书 ·

胡大一　黄德嘉　郭航远　总主编

# 漫谈生活方式与心脏健康

编　著（按拼音顺序）

胡大一　李　觉　王兰芳

中国协和医科大学出版社

图书在版编目（CIP）数据

漫谈生活方式与心脏健康／胡大一，李觉，王兰芳编著．—北京：中国协和医科大学出版社，2010.10

ISBN 978－7－81136－400－2

Ⅰ．①漫…　Ⅱ．①胡…②李…③王…　Ⅲ．①生活方式－关系－心脏病－防治　Ⅳ．①R541

中国版本图书馆 CIP 数据核字（2010）第 158237 号

• 中华医学会心血管分会心脏病科普工具书 •

漫谈生活方式与心脏健康

编　　著：胡大一　李　觉　王兰芳
责任编辑：王云珊

出版发行：中国协和医科大学出版社
（北京东单三条九号　邮编 100730　电话 65260378）
网　　址：www.pumcp.com
经　　销：新华书店总店北京发行所
印　　刷：北京丽源印刷厂

开　　本：700×1000 毫米　1/16 开
印　　张：9.75
字　　数：100 千字
版　　次：2010 年 12 月第一版　2010 年 12 月第一次印刷
印　　数：1—8000
定　　价：18.00 元

ISBN 978－7－81136－400－2/R・400

# 编者的话



吃饭、运动、戒烟、睡眠、自我调节心情和育儿经，伴随我们生活的每一天，也是我们今天要讨论的话题。在文章正式开始之前，先让我对两个问题进行简单的解释说明。

首先，为什么要运动？毕竟，龟是我国民间长寿的象征。

让我们举这样一个例子吧：你现在正坐着读书，体内氧气的供应与消耗是平衡的，心率假设每分钟为 70 次。同时一个长跑运动员也坐着看书，他的心率是 50 次。这时两人看上去没什么两样，但安静时心率的差别证明他比你健康。因为他的心脏负担比你轻，每分钟少跳 20 次。这就是有氧代谢运动的结果，长期的锻炼提高了长跑运动员的心肺功能。

第二，我们来谈论孩子和心血管疾病。对，没错，心血管疾病和孩子。心血管疾病不是人们通常认为的老年病，或随着其发病年龄的降低而被认为的中老年疾病。事实是，心血管疾病的发病在青少年，甚至在我们出生时就已经埋下了祸根。

心脑血管疾病的基础是动脉粥样硬化血栓形成。冠状动脉粥样硬化的发生、发展是一个十几年至几十年的系统过程，是终身存在但可以化解的风险。研究表明，动脉粥样硬化病变的发生可能从幼年就已经开始了，血管的脂纹斑块最早见于新生儿。目前，我国青少年洋快餐的大量摄入，进门找电梯，出门就打的，两层楼不想爬，两站路懒得走，看电视，玩电脑，足不出户，以车代步，超重和肥胖十分常见，也促使了青少年出现高血压、高血脂、2 型糖尿病。我国已在 9 岁儿童中发现了血管硬化，30 ~ 40 来岁的人心肌梗死并不少见，已经占到心肌梗死住院患者的 1/5。

目前，科普图书市场空前繁荣，与心血管疾病相关的书更是层

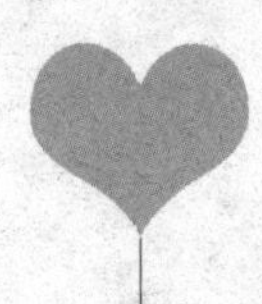



出不穷。本书老话重提，却是从不同的角度：更多地关注和帮助心血管疾病患者提高生活质量；借此帮助没有患病的人群尽可能推迟患病时间，甚至终生不患病；而更为重要的是，孩子将作为心血管疾病预防的最前沿和贯穿于全文的主线。少年儿童时期的营养与生活方式问题对健康所造成的伤害往往是不可逆转的，青少年养成的不健康生活方式，是一生疾病的祸根。让孩子从小就接受科学的引导，养成健康文明的生活习惯。今天的儿童是未来的主人、明天的父母，他们的健康观念和健康行为将影响到他们的孩子，影响到人类的未来。

在广大人民群众追求健康、投资健康、渴求健康管理和防治疾病的今天，养生健身的读物出版如雨后春笋，也良莠不齐，甚至鱼龙混杂。我们出版这套系列丛书，充分发挥专业学会、专家团队和专业出版社相结合的优势，力求读物的公益性、科学性、权威性、通俗性、趣味性和实用性。



本书的编写只是系列科普图书编写的开端，意在对与心血管系统相关的科普知识进行全方位的诠释，使其形成系统；并先以系列单册的方式找齐各个角度和进行知识点的累积，在理清条理和组织好内容后，进行整合，制定心血管科普知识的工具书，使需要的人有据可依、有处可寻。本次编纂工作在某种程度上也是对我过去所做的科普宣传工作的总结和延伸，曾经的好内容和好章节仍然会在本系列中沿用，希望可以将正确、实用的知识通过更多的渠道传播到更广的范围，使更多的人受益。这就是医务工作者开辟科普这条阵线的意义。

保护公众健康与广大患者的利益是我们不懈的追求。

胡大一

# 目　录





## 健康饮食

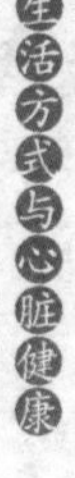




## 科学运动

## 远离烟草



## 附　　录

# 测测您的心血管系统健康不健康

心血管系统是人体重要系统之一。心血管系统健康状况的好坏，直接影响到全身各个系统的健康。如何凭自我感觉对自我的心血管系统健康状况做出初步判断？

**A. 不妨回答下面8个问题，如果答案是肯定的，说明心血管系统健康良好。**

1）面色是否红润光泽？

2）视力是否敏锐？

3）在冷天或夜间，感到手指、脚趾温暖吗？

4）面对困难有勇气和智慧战胜它吗？

5）四肢灵活轻快吗？

6）在日常工作中，头脑清醒、思维敏捷吗？

7）血压正常吗？

8）如果已经步入老年，精神状态和记忆力良好吗？

**B. 对下面7个问题的答案如果是肯定的，那么心血管系统健康状况就比较差，将对现在或将来的身体产生不良影响。**

1）是否感到非常疲劳和四肢无力？

2）你感到心烦意乱吗？

3）你感到头晕目眩吗？

4）你感到视物模糊吗？

5）在轻微活动之后，你常抽筋吗？

6）你的血压高吗？

7）是否过早地出现了衰老迹象？

民以食为天，就让我们从这里开始。食物为人体提供燃料，没有食物人类无法生存。然而，问题的关键在于人们进食是为了提供给人体充足的营养和能量，并不是以量取胜。这听起来简单，但在当今食品纷繁复杂的年代似乎还是很困难的。

# 健康饮食

JIAN KANG YIN SHI

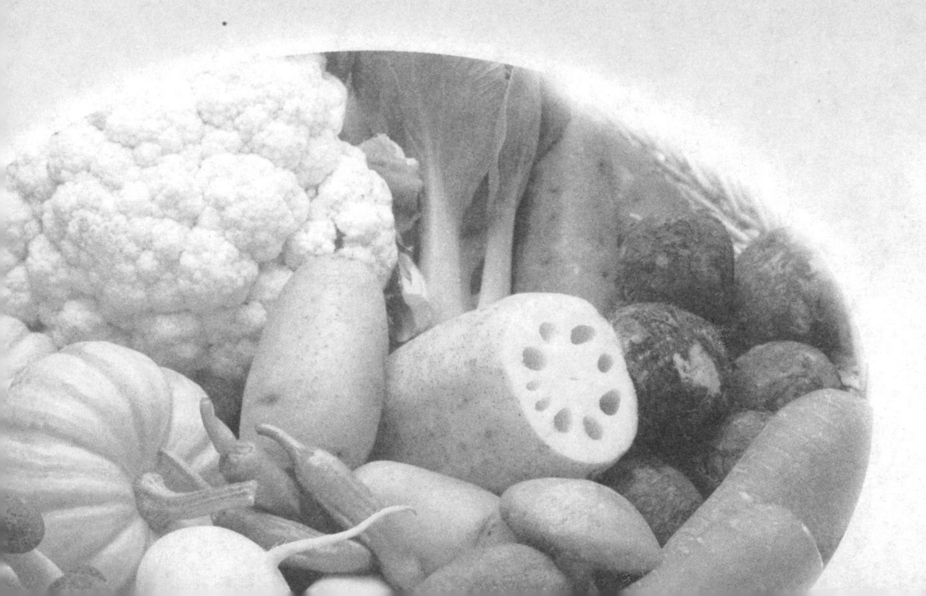

# 第一章　健康饮食，从小培养



看看以下习惯，您的孩子符合哪一项？

♥ 喜欢吃奶油、黄油或者人造黄油和乳酪。

♥ 喜欢吃炸面包圈或甜甜圈。

♥ 爱吃油炸食品。

♥ 每星期吃快餐汉堡和薯条在2次以上。

♥ 经常吃薯条、饼干、坚果或巧克力等零食。

♥ 每个星期不止一次吃（各种）香肠或热狗。

♥ 喝全脂牛奶；喝热量高，含糖高的饮料。

♥ 喜欢吃全脂冰激凌。

我想各位家长对以上的饮食习惯并不陌生。事实上，从某个角度来说，这种饮食习惯正是社会及家长所促成的。殊不知，由于这些高能量食品（如巧克力，奶油等）的摄入，少年儿童，尤其是城市居住的少年儿童，每日热量摄取水平大大超出人体的需要，导致儿童肥胖比例上升。在超重和肥胖少年儿童的饮食中，脂肪供能比的平均水平接近35%，超过了中国营养学会建议的25%~30%的上限水平。

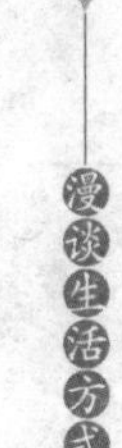


## 知识链接

供能比：物质提供的能量占总能量的比例。在本文中，脂肪供能比就是指脂肪提供给人们的能量占人们摄入全部食物所提供能量的比例。以下以此类推。

另一方面，市场上供应的各种食品，不厌其烦的精工细做，使许多原本身体需要的成分（如膳食纤维、部分微量元素等）丢失，得不到补充。

现代科技的发展，使众多少年儿童热衷于室内电视、网络、游戏等，不愿意进行户外活动。据资料统计，我国闲暇时间久坐少动儿童高达94.1%；与步行或骑车上下学的学生相比，每日坐车上下学的学生超重和肥胖的发生率分别增加172.6%和63.6%。



热能摄取过量和消耗不足以及各种营养素的比例不当是目前少年儿童营养与健康的主要问题。我们在用自己的双手为孩子们努力创造优越生活条件的同时，也正在用这双手把他们推向疾病。

# 第二章　每餐不要十成饱，一定要吃好

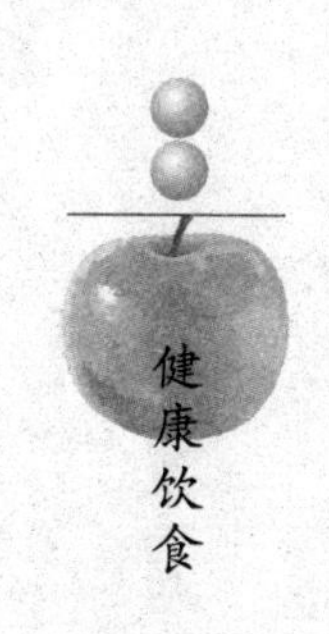


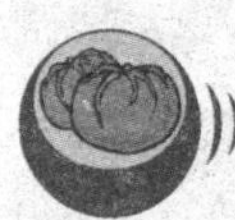

## 提高饮食质量是我们可以为健康做的一件最好的事情

我们已经告别缺衣少食的年代很多年了，我国城乡居民的膳食、营养状况有了明显改善，营养不良和营养缺乏病患病率继续下降。

在我国，婴儿平均出生体重 6 斤多，低出生体重率为 3.6%，已经达到发达国家水平。全国城乡 3 ~ 18 岁的儿童和青少年各年龄组身高比 1992 年平均增加 3.3 厘米。儿童的营养不良患病率显著下降。5 岁以下儿童生长迟缓率为 14.3%，比 1992 年下降 55%，其中城市下降 74%，农村下降 51%；儿童低体重率为 7.8%，比 1992 年下降 57%，其中城市下降 70%，农村下降 53%。

从饮食结构上讲，我国城乡居民能量及蛋白质的摄入得到了基本的满足，肉、禽、奶、蛋等动物性食物的消费量明显增加，优质蛋白质比例上升。城乡居民动物性食物分别由 1992 年的人均每日消费 210 克和 69 克上升到 248 克和 126 克。与 1992 年相比，农村居民膳食结构趋向合理，优质蛋白质占蛋白质总量的比例从 17% 增加到 31%，脂肪供能比由 19% 增加到 28%，碳水化合物供能比由 70% 下降到 61%。

另外，居民贫血患病率也得到了一定改善。城市男性由 1992 年的 13.4% 下降到 10.6%；城市女性由 23.3% 下降到 17.0%；农村男性由 15.4% 下降至 12.9%；农村女性由 20.8% 下降至 18.8%。

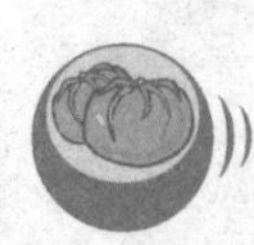

## 营养不均衡孕育了新的健康问题

然而，吃得多不等于吃得好，营养缺乏与营养过剩的情况同时存在，产生这种现象的主要原因是营养摄取不均衡造成的。居民营养和健康问题仍然不容忽视。

还是以少年儿童为例。根据首次全国学龄少年儿童营养状况调查的结果：目前，我国少年儿童糖尿病患者达59万人，空腹血糖升高人数达70万人，血脂异常人数达563万人，高血压患者达1790万人。平均每100名少年儿童中，3人患代谢综合征，7人有高血压，2人血脂异常。我国城市与乡村少年儿童超重率分别为8.1%和3.1%；肥胖率分别为3.4%和1.3%；与1992年相比，2002年超重率和肥胖率分别增加了19.4%和5.9%。



少年儿童处于身体生长发育时期，各种营养素的补给必须充足。但并不意味着孩子在这个时期获得的营养补充越多越好，多多益善。这种错误的认识使得众多少年儿童每日总热量摄入过多，加上户外活动减少，热量消耗不够，多余的热量转化为脂肪蓄积在体内，转变为-大堆白花花的肥肉，成了许多疾病产生的温床。

其实，少年儿童每日摄入的热量只要达到平均水平就可以了，一般女孩每日摄入总热量为1700~2200千卡，男孩1900~2500千卡。还可以根据各自的体格，每日的活动量大小进行增减。

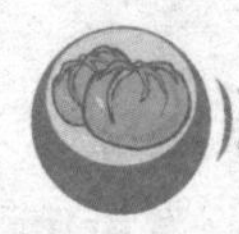

## 三大营养素——碳水化合物、蛋白质、脂肪

良好的饮食习惯和合理的营养是保证身体健康、预防疾病的首要因素。我们提倡平衡膳食，即碳水化合物、脂肪、蛋白质等各种营养素比例适当。一般认为，合理的膳食结构为：碳水化合物占总热量的50%~60%，脂肪占总热量的25%~30%，蛋白质占总热量

的10%~15%。同时注意增加不饱和脂肪酸、膳食纤维和维生素以及矿物质的摄取；减少饱和脂肪酸和反式脂肪酸的摄取；适量摄取胆固醇。

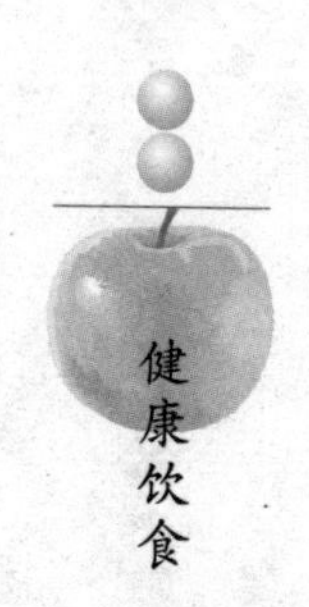


热量是维持身体基础代谢和活动能力的能量。热量的供给要靠食物中的营养素，提供热量的营养素有3类：碳水化合物、蛋白质和脂肪。营养学上热量用千卡作为单位。每克碳水化合物或蛋白质供给的热量为4千卡；每克脂肪供给的热量为9千卡。

## 碳水化合物

碳水化合物是多糖（如淀粉）、蔗糖、麦芽糖、乳糖、葡萄糖的总称。平时我们食物中的碳水化合物主要来自五谷杂粮。

碳水化合物是机体能量的主要来源，我们每天摄入总热量的50%应来自于碳水化合物。碳水化合物在体内以血糖的形式分解代谢，给机体直接提供能量。这比蛋白质和脂肪分解代谢提供能量更迅速、更直接、更有效。另外，许多含碳水化合物的食物中含有丰富的水，很多水溶性的营养素就溶解在这些水中，这样就为机体提供了许多重要的营养素。



含碳水化合物丰富的食物有新鲜水果、蔬菜、豆类和小麦及大米等谷类食品。需要提醒的是，全麦粉和粗粮要比精米、白面更有营养价值，因为前者含有更多的维生素和膳食纤维。

## 蛋白质

蛋白质是构成人体各种组织不可缺少的物质，它能维持机体正常代谢及各种生理功能，补偿修复组织蛋白的消耗，增强对疾病的抵抗力。蛋白质由各种氨基酸组成，来源有动物性食品，包括鱼、家禽、肉类、奶及奶制品，还有鸡蛋。豆类也是优质蛋白质的来源。

作为能量来源，蛋白质不如碳水化合物迅速有效。蛋白质能作为能源在体内储存，一旦碳水化合物“燃烧”完之后，在机体急需能量时，就会动用蛋白质。

### 脂肪

脂肪同样对人体起着重要的作用，能够保护皮肤的健康以及神经末梢、血管、内部器官，固定内脏器官的位置，促进脂溶性维生素的吸收，同时也是人体最丰富的热量来源。



**知识链接**

人体必需的营养素除了上述3大营养成分之外，还包括矿物质、维生素和水。

维生素是人体所必需的，但机体本身不能自己合成的维生素，必须靠食物供给。根据其溶解性不同，可分为脂溶性维生素和水溶性维生素两大类。前者包括维生素A、D、E、K，后者包括维生素$B_1$、$B_2$、$B_{12}$生物素、C、泛酸等。

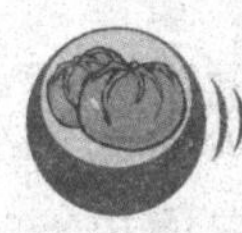

## 脂肪——健康的双刃剑（低脂饮食有益健康）

脂肪也称作甘油三酯，是由三分子的脂肪酸和一分子的甘油形成的。其中的脂肪酸包括饱和脂肪酸和不饱和脂肪酸，不饱和脂肪酸又分为单不饱和和多不饱和脂肪酸。另外，还有一种反式脂肪酸。

脂肪的错处究竟在哪儿？一个显而易见的事实，吃过多的脂肪会增加体重，还会引起相关的健康问题。脂肪含热量最高，并以浓缩的热能形式储存。它作为能源并不十分理想，因为脂肪消化吸收较慢，在体内分解代谢过程也比较复杂。脂肪摄入量过多，不仅给机体增加多余的热量和胆固醇，还会增加结肠癌、乳腺癌、胰腺癌、前列腺癌和卵巢癌的发病率。动物实验表明，将食物中脂肪的含量由20%减少到10%，可抑制肿瘤的形成。减少食物中的脂肪含量，对乳腺癌的预防有好处，可以减少癌细胞的扩散。

知识链接

如果家族成员中有人曾经得过癌症，那么患癌症的风险比一般人要大，而高脂肪含量的饮食进一步加大了这种风险，尤其是结肠癌、前列腺癌和乳腺癌。这也许是因为过多的脂肪在体内代谢生成氧自由基和脂质过氧化物等物质，这些物质会攻击正常细胞，促进癌症的发生。低脂肪含量的食物有助于降低癌症的发生几率，从而帮助我们的身体保持强壮。



饮食中的脂肪来自食物本身和我们在烹调过程中的添加。归纳起来，脂肪有两种食物来源：一种来自动物性食品，如肉类或大油，它主要由饱和脂肪酸组成；另一种来源于植物性食品，如植物油，它主要含不饱和脂肪酸。



花一点儿时间想想我们的饮食。你知道哪些食物中含有过高的脂肪吗？虽然大多数食物中含有脂肪，但不是所有的脂肪都是一样的。一些种类的脂肪会伤害心脏和血管，而另一些反而有益。选择健康类别的脂肪摄取，关注你的总体脂肪摄取量，坚持低脂饮食，我们所有人，包括2岁以上的孩子，都会从中获益。

**（1）要避免摄入过多的脂肪，主要是指不要吃过多含饱和脂肪酸的动物性食品**。

饱和脂肪酸是影响血脂的最主要因素。它可以导致血清总胆固醇和低密度脂蛋白胆固醇（坏胆固醇，即低密度脂蛋白胆固醇沉积在血管壁上，是造成动脉粥样硬化的主要原因）水平的升高，还可以减少前列腺素的生成和促进血小板聚集。尽可能少地摄取饱和脂肪酸，其最大摄入量应小于总热量的10%（在烹调前将肥肉剔除；在加热冷却的食物之前，撇去凝固在表面的油脂）。瘦肉的摄入也应适度。

**（2）选择单不饱和脂肪酸和多不饱和脂肪酸**

对心脏血管来说，单不饱和脂肪酸是最好的选择，多存在于植

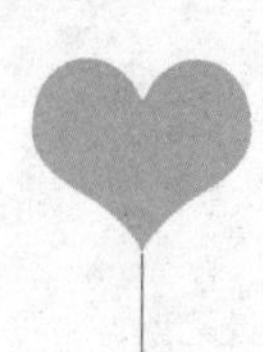



物油中，尤其是橄榄油和茶油中含量最高。它既能降低血清总胆固醇和低密度脂蛋白胆固醇（坏胆固醇）的浓度，又不降低高密度脂蛋白胆固醇（好胆固醇即高密度脂蛋白胆固醇主要有两个重要功能：①它附着在动脉血管壁上起保护层作用，防止脂肪类物质在血管壁上沉积；②一旦脂肪类物质沉积在血管壁上，它有助于溶解并清除沉积的脂肪类物质），也不会产生过氧化反应。

**知识链接**

**保持血液平衡的重要原则是：使总胆固醇降低，高密度脂蛋白胆固醇（好胆固醇）升高。**



人体内不能合成**多不饱和脂肪酸**，它必须由食物提供。主要存在于植物油和鱼产品中。多不饱和脂肪酸在细胞膜上占有较大空间，可加速脂肪分解，减少胆固醇的合成和促进胆固醇排出体外。

**（3）避免反式脂肪酸**

**反式脂肪酸**是对心脏危害最大的一类，其分子结构更接近于饱和脂肪酸，但比饱和脂肪酸更坏。食品在高温煎炸之后反式脂肪酸含量比之前高，如炸薯条。另外，在烘烤食品（如面包圈、丹麦卷）；袋装的零食（如玉米片、土豆片）；人造黄油及制品（如饼干、蛋糕）中含量也很高。

在社会大力提倡绿色食品的今天，人们却忽视了另外一个更为严重的事实。科学上更多的证据表明，反式脂肪酸对健康产生的不良影响平均起来远远超过了食品污染物或农药残留物。

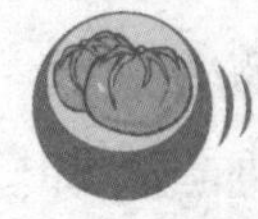

## 有益的营养素——膳食纤维和植物固醇

### 膳食纤维

主要存在于蔬菜、水果和谷物中，尤其是它们的皮质中含量最多。它对其他营养素起着调节作用，主要成分为非淀粉多糖类，又分为可溶性纤维和不溶性纤维。特别是可溶性纤维，它主要包括果胶、树胶和β-葡聚糖，通过吸收肝脏分泌的大量含有胆固醇的胆汁酸，阻止其进入血液，增加胆汁酸的排泄；并进而促使肝脏从血液中吸收胆固醇补充到胆汁酸池中，从而降低了血中胆固醇。又由于可溶性纤维具有黏着性，使摄入的糖质在胃肠的扩散受到妨碍，输送受到部分抑制，延长了糖类的吸收时间，这样就相对节约了胰岛素的分泌。同时还可以通过糖载体增加肌细胞等末梢的糖利用，使耐糖能力得到改善。一般推荐的膳食纤维的摄入量为20~30克/天。

### 植物固醇

主要来源于植物油、坚果类及蔬菜、水果，主要成分为谷固醇、豆固醇和麦角固醇等。由于植物固醇的分子结构与胆固醇相似，所以可以与胆固醇竞争性存在，抑制胆固醇酯的再生成，促使胆固醇由粪便中排出，还可以通过影响胆固醇与肠黏膜细胞接触的机会妨碍其吸收。因此，含有植物固醇的食物能降低血清胆固醇。一般推荐每日植物固醇摄入量为2克。

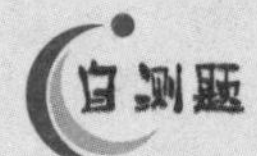


1. 日常饮食中为人体提供能量的是哪三大营养素？
2. 脂肪是人体正常运转的必须，但同时也给人类健康带来了巨大的危害。为了解决这一矛盾，我们在日常饮食中应该多吃哪些食物，避免吃哪些食物？
3. 想一想自己的口味，考虑如何用可口的植物固醇代替胆固醇？

# 第三章　平衡膳食宝塔和膳食指南

针对日常生活中普遍存在的营养不均衡，中国营养学会制定了符合中国国情的“平衡膳食宝塔”和《中国居民膳食指南》，希望大家做到平衡膳食，合理营养，以达到健康的目的。

人们知道“病入膏肓”一词，出自《史记·扁鹊仓公列传》，其中写道：扁鹊几次见蔡桓公，提出了他身体内在的疾病，蔡桓公却都没有当回事儿，直到真的感觉身体不舒服请来扁鹊时，扁鹊告之：你已病入膏肓，无法可医，然后掉头就走。没过多久蔡桓公就死了。中医古籍《黄帝内经》中提出“上医治未病，下医治已病”。无论是对医务工作者亦或是大众，等到有人或者自己生病了才想起谋求改变，往往为时已晚，俗话不是说“病来如山倒，病去如抽丝”吗？更何况有些疾病给身体带来的伤害是无法弥补的。从没有发病的时候着手，未雨绸缪，打造或留住健康的体魄好过在机体出现故障后的修修补补。



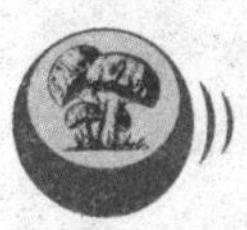

## 中国居民平衡膳食宝塔

“中国居民平衡膳食宝塔”是结合我国居民的膳食结构特点设计的，从均衡营养的角度，提出了一个比较理想的膳食模式。它把平衡膳食的原则转化成各类食物的重量，并以直观的宝塔形式表现出来，便于理解和实际应用。

“平衡膳食宝塔”所建议的食物量，特别是奶类与豆类食物的量，可能与我们的现实生活还有一定距离，但为了改善膳食营养状况，还是应当把它看作是一个奋斗目标，努力争取，逐步达到。

## 宝塔结构

平衡膳食宝塔共分五层（图1），包含人体每天需要的主要食物种类。膳食宝塔利用位置的分层和面积差异的区分反映了各类食物在膳食中的地位和应占的比重。由下往上，越靠近宝塔底部，说明此类食物越是我们生活所必需的（比如：水是生命之源），越发的不能忽视。有些女性为了减肥而不吃主食，甚至采取控制饮水量的方式，都是不对的。

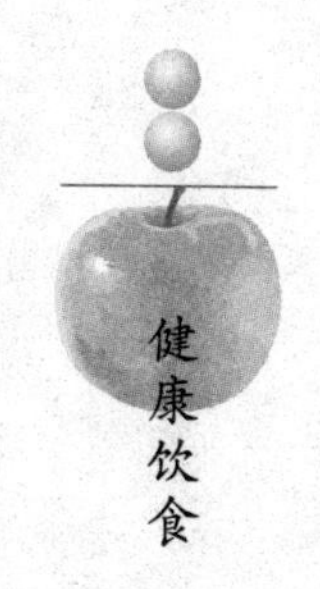


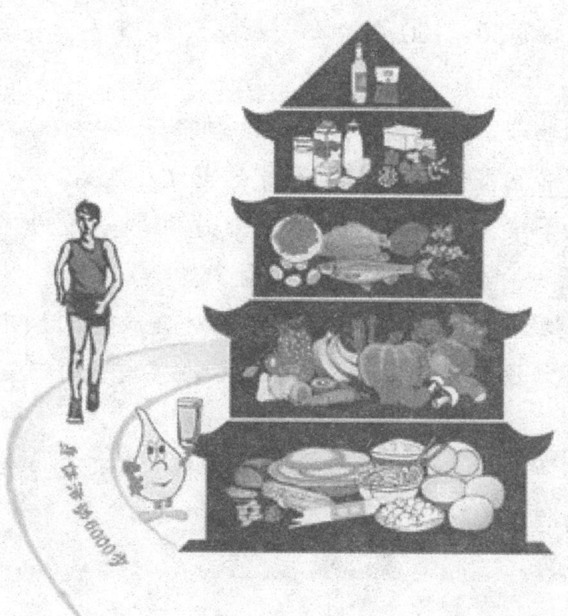

油25~30克
盐6克

奶类及奶制品300克
大豆类及坚果30~50克

畜禽肉类50~75克
鱼虾类50~100克
蛋类25~50克

蔬菜类
300~500克
水果类
200~400克

谷类薯类及杂
豆250~400克
水1200毫升

图1　中国居民平衡膳食宝塔

需要说明的是，“宝塔”建议食物的摄入量一般是指食物没有加工之前的重量，熟食要折合成生重来计算。而每一类食物的重量也不是单指某一种具体食物的重量，譬如谷类食物的建议摄取量实际上包括了每天面粉、大米、玉米粉、小麦、高粱等全部同类食物摄取量的总和。

知识链接

**中国居民平衡膳食宝塔**

就科学角度而言，谷类食物位居宝塔最底层，每人每天应摄入250～400克。

蔬菜和水果紧随其次，分别每天应摄入300～500克和200～400克。

然后是鱼、禽、肉、蛋等动物性食物，每天应摄入125～225克。其中，鱼虾类50～100克，畜、禽肉50～75克，蛋类25～50克。

奶类和豆类食物合居第四层，每天应吃相当于鲜奶300克的奶类及奶制品，和相当于干豆30～50克的大豆及制品。

塔顶是烹调油和食盐，每天烹调油不超过30克，食盐不超过6克（包括酱油、酱菜、酱中的食盐量）。

由于我国居民现在平均糖摄入量不多，对健康的影响不大，故“膳食宝塔”没有建议食糖的摄入量，但多吃糖并不是明智的选择。

新“膳食宝塔”提高了水和身体活动的地位，强调足量饮水和增加身体活动的重要性。

## 应用“宝塔”时，因地制宜，因人而异

“宝塔”的建议是以一般健康成人为基础制定的，在实际应用时要根据个人年龄、性别、身高、体重、劳动强度、季节等情况适当调整。同时，“宝塔”建议的是一个平均值，只要遵循宝塔各层各类食物的大体比例，日常生活中不一定每天都一板一眼刻板地执行。毕竟，饮食是生活中的乐趣，改善饮食习惯本来是为了大家在享受美食的同时再获得健康的体魄，一举两得，要是一提到吃饭就头疼，

就事与愿违了。

### 自测题

根据“平衡膳食宝塔”，结合自身实际情况，制定出下个星期的食谱。

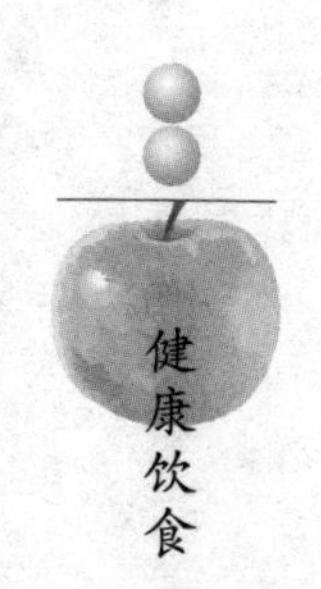


另外，“宝塔”包含的每一类食物中都有许多个品种，虽然没有营养成分完全相同的两种食物，然而同一大类中各种食物所含的营养成分是大体上近似的，可以互相替换。例如：50 克瘦猪肉相当于 30 克牛肉干，相当于 80 克生鸡翅。又如：50 克大豆相当于 110 克豆腐干，相当于 350 克内酯豆腐。



### 知识链接

《中国居民膳食指南（2007）》列出了各类食物的等量互换表，在具体安排食谱时可以方便地进行查询。

我国幅员辽阔，各地的饮食习惯及物产都不尽相同。应用“膳食宝塔”的知识，把营养与美味结合起来，按照同类互换、多种多样的原则调配一日三餐。例如，牧区奶类资源丰富，可以适当提高奶类在日常饮食中所占比例；渔区可以适当提高鱼及其他水产品的摄取；农村山区则可利用山羊奶以及花生、核桃、榛子等资源。因地制宜，充分利用当地资源，尊重各自的生活习惯，使得追求健康成为快乐而不是任务，更不是痛苦，“平衡膳食宝塔”才能真正发挥了作用。

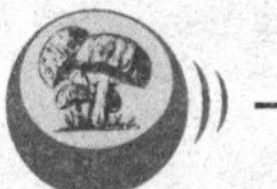

## 一般人群膳食指南

“中国居民膳食指南”适用于6岁以上人群，共有10条。

### 食物多样，谷类为主，粗细搭配

除了0~6个月婴儿的营养可以完全由母乳供给外，任何一种天然食物都不能提供人体所需的全部营养。因此，不挑食成了我们从小就应该培养的好习惯。

知识链接

**食物可分为五大类**

第一类为谷类及薯类。谷类包括米、面、杂粮；薯类包括马铃薯、甘薯、木薯等。主要提供碳水化合物、蛋白质、膳食纤维及B族维生素。

第二类为动物性食物。包括肉、禽、鱼、奶、蛋等，主要提供蛋白质、脂肪、矿物质、维生素A、B族维生素和维生素D。

第三类为豆类和坚果。包括大豆、其他干豆类及花生、核桃、杏仁等坚果，主要提供蛋白质、脂肪、膳食纤维、矿物质、B族维生素和维生素E。

第四类为蔬菜、水果和菌藻类。主要提供膳食纤维、矿物质、维生素C、胡萝卜素、维生素K及有益健康的植物化学物质。

第五类为纯能量食物。包括动植物油、淀粉、食用糖和酒类，主要提供能量。动植物油还可提供维生素E和必需脂肪酸。

## 多吃蔬菜水果和薯类

新鲜蔬菜水果是人类平衡膳食的重要组成部分，也是我国传统膳食的重要特点之一。蔬菜水果是维生素、矿物质、膳食纤维和植物化学物质的重要来源，水分多、能量低。薯类含有丰富的淀粉、膳食纤维以及多种维生素和矿物质。蔬菜、水果和薯类对促进身体健康，保持肠道正常功能，提高免疫力，降低患肥胖、高血压、糖尿病等慢性疾病的风险具有重要意义。

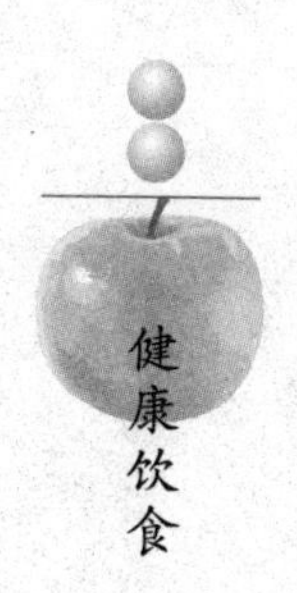


## 每天吃奶类、大豆或其制品

奶类营养成分齐全，组成比例适宜，容易消化吸收。奶类除含丰富的优质蛋白质和维生素外，含钙量较高，且利用率也很高，是膳食钙质的极好来源。大量研究表明，儿童青少年喝奶有利于生长发育，增加骨密度，从而推迟其成年后发生骨质疏松的年龄；中老年人喝奶可以减少骨质丢失，有利于骨骼健康。



### 知识链接

“平衡膳食宝塔”中建议每人每天饮奶300克或食用相当量的奶制品，而对于饮奶量更多或有高血脂和超重、肥胖倾向者应选择低脂、脱脂奶及其制品。

大豆富含优质蛋白质、人体必需的脂肪酸、B族维生素、维生素E和膳食纤维等营养素，又含有磷脂、低聚糖，以及异黄酮、植物固醇等多种植物化学物质。大豆是重要的优质蛋白质来源，为提高农村居民的蛋白质摄入量及防止城市居民过多消费肉类带来的不良影响提供了解决办法。

## 常吃适量的鱼、禽、蛋和瘦肉

鱼、禽、蛋和瘦肉均属于动物性食物，是人类优质蛋白质、脂

类、脂溶性维生素、B族维生素和矿物质的良好来源，是平衡膳食的重要组成部分。动物性食物中蛋白质不仅含量高，而且氨基酸组成更适合人体需要；由于富含赖氨酸和蛋氨酸，如与谷类或豆类食物搭配食用，可明显发挥蛋白质互补作用。

调整肉食结构，适当多吃鱼、禽肉，减少猪肉等红肉的摄入。另一方面，不吃动物性食物也是不正确的。

**知识链接**

鱼类脂肪含量一般较低，且含有较多的多不饱和脂肪酸，有些海产鱼类富含二十碳五烯酸（EPA）和二十二碳六烯酸（DHA），对预防血脂异常和心脑血管病有一定作用。

禽类脂肪含量也较低，脂肪酸组成优于畜类脂肪。

蛋类富含优质蛋白质，各种营养成分比较齐全，是经济的优质蛋白质来源。

畜肉类一般含脂肪较多，能量高；但瘦肉脂肪含量低一些，铁含量高并且吸收利用好；肥肉和荤油应当尽量避免。

## 减少烹调油用量，吃清淡少盐膳食

食用油和食盐摄入过多是我国城乡居民共同存在的营养问题。2002年中国居民营养与健康状况调查结果显示，我国城乡居民平均每天摄入烹调油42克，远远高于《中国居民膳食指南》的推荐量25克。每天食盐平均摄入量为12克，是“平衡膳食宝塔”建议值的2倍。与此相关的慢性疾病患病率迅速增加。与1992年相比，成年人超重上升了39%，肥胖上升了97%，高血压患病率增加了31%。

为此，养成清淡少盐的膳食习惯很有必要，饮食不要太油腻，也不能过咸，不要摄食过多的动物性食物和油炸、烟熏、腌制食物。

## 食不过量，天天运动，保持健康体重

进食适量（八成饱）和适度运动是保持健康体重的两个主要因素，食物提供人体能量，运动消耗能量。如果进食量过大而运动量不足，多余的能量就会在体内以脂肪的形式积存下来，增加体重，造成超重或肥胖；相反若食量不足，就可能由于能量不足引起体重过低或消瘦。体重过高或过低都是不健康的表现，易患多种疾病，缩短寿命。

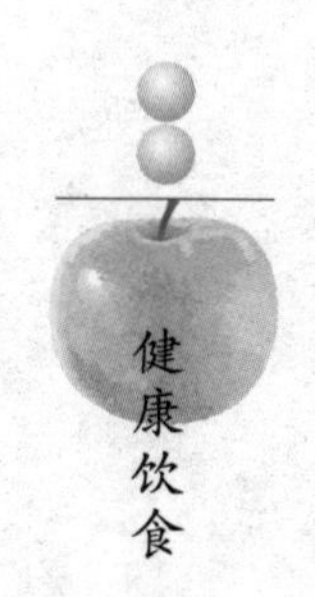


## 三餐分配要合理，零食要适当

合理安排一日三餐的时间及食量，努力做到进餐定时定量。早餐提供的能量应占全天总能量的25%~30%，午餐应占30%~40%，晚餐应占30%~40%，可根据职业、劳动强度和生活习惯进行适当调整。一般情况下，早餐安排在6∶30~8∶30，午餐在11∶30~13∶30，晚餐在18∶00~20∶00进行为宜。要天天吃早餐并保证其营养充足，午餐要吃好，晚餐要适量。不暴饮暴食，不经常在外就餐，尽可能与家人共同进餐，并营造轻松愉快的就餐氛围。零食作为一日三餐之外的额外加餐，可以合理选用，但是来自零食的能量不能忽略不计。



## 每天足量饮水，合理选择饮料

水是人体维持生命必不可少的营养素，也是其他许多营养素的溶媒和载体。体内水的来源有饮水、食物中包含的水和体内代谢产生的水。水的排出主要通过肾脏，以尿液的形式排出；其次是经肺呼出和经皮肤、随粪便排出。进人体内的水和排出来的水应当基本相等，处于动态平衡。饮水不足或过多都会对人体健康带来危害。

水的需要量主要受年龄、环境温度、身体活动等因素的影响。一般来说，健康成人每天需要水2500毫升左右。在温和气候条件下生活的轻体力活动的成年人每日最少饮水1200毫升（约6杯）。在高温或强体力劳动的条件下，应适当增加饮水量。

饮水最好选择白开水，应少量多次、主动地饮水，不要感到口渴时再喝水。

国际饮料指导专家组公布了一份指南，对现有饮料进行了分组，并就各种饮料的每日摄入量提出了建议。指南强调：6 岁以上儿童及成人，饮用水是补充人体每日所需水分的最佳饮料（专家组推荐每日摄取饮用水 600～1500 毫升）。以下依次为茶和咖啡；低脂奶、脱脂奶和大豆饮料；无热量甜饮；含某些营养成分的饮料（如果蔬汁，含脂奶，运动饮料）；最低等为含热量甜饮。

目前市场上供应的饮料五花八门，数不胜数。遗憾的是，相当多的饮料是含高热量的甜饮。有统计资料显示，近数年来美国少年儿童每天的能量摄入量增长了 150～300 千卡，其中半数来源于这些饮料。而我国的少年儿童，甚至成人，正在步他们的后尘。另外，饮用含糖量高的饮料，如果不及时漱口刷牙，残留在口腔内的糖还会在细菌作用下产生酸性物质，损害牙齿健康。



### 限量饮酒

建议成年男性一天饮用酒的酒精量不超过 25 克，成年女性一天饮用酒的酒精量不超过 15 克。孕妇和儿童、青少年应该禁止饮酒。

### 吃新鲜卫生的食物

一个健康人一生需要从自然界摄取大约 60 吨食物、水和饮料。人体一方面从这些饮食中吸收利用身体必需的各种营养素，以满足生长发育和生理功能的需要；另一方面又必须防止其中的有害因素可能诱发的食源性疾病。

**（1）正确采购食物是保证食物新鲜卫生的第一关。**

一般来说，正规的商场和超市、大型的食品企业比较注重产品的质量，也更多接受政府和消费者的监督，在食品卫生方面具有较大的安全性。购买食品时，应当留心查看包装标识，特别是关注生产日期、保质期和生产单位；也要注意食品颜色是否正常；有没有酸臭异味；形态是否异常，以便判断食物是否发生了腐败变质。烟熏食品及有些加色食品，可能含有苯并芘或亚硝酸盐等有害成分，不宜多吃。

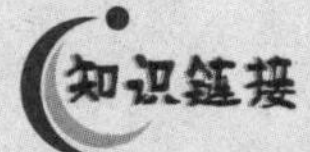


**吃新鲜食物的必要性**

食物放置时间过长就会引起变质，可能产生对人体有毒有害的物质。

食物中还可能含有或混入各种有害因素，如致病微生物、寄生虫和有毒化学物等。

吃新鲜卫生的食物是防止食源性疾病、实现食品安全的根本措施。

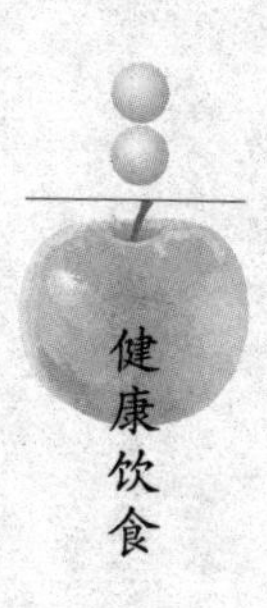




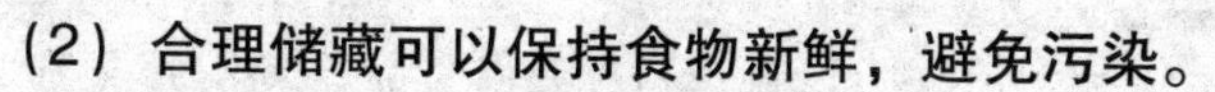

**（2）合理储藏可以保持食物新鲜，避免污染。**

高温加热能杀灭食物中大部分微生物，延长保存时间；冷藏温度常为4～8℃，一般不能杀灭微生物，只适于短期贮藏；而冻藏温度低达－12～－23℃，可抑止微生物生长，保持食物新鲜，适于长期贮藏。

**（3）烹调加工过程是保证食物卫生安全的一个重要环节。**

在这一环节中，需要注意保持良好的个人卫生以及食物加工环境和用具的洁净，避免食物烹调时的交叉污染。对动物性食物应当注意加热熟透，煎、炸、烧烤等烹调方式容易产生有害物质，应尽量少用；食物腌制要注意加足食盐，避免高温环境。

**（4）有一些动物或植物性食物含有天然毒素。**例如河豚、毒蕈、含氰苷类的苦味果仁和木薯、未成熟或发芽的马铃薯、鲜黄花菜和四季豆等。为了避免误食中毒，一方面需要学会鉴别这些食物，另一方面应了解对不同食物进行浸泡、清洗、加热等去除毒素的具体方法。

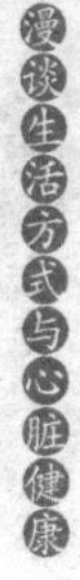




# 第四章 营养与心脏健康

有益于心脏的健康饮食起始于正确的选择。如果你负责照顾家人的一日三餐，你的健康选择将令全家受益。尽量选择新鲜食材，回家加工，而不是一味地购买成品和半成品。当购买包装食品时，比较同类食品的营养成分标签作为挑选的依据。(表1)

表1 健康食物选择

| 被替换 | 替换 |
| --- | --- |
| 包装、加工食品（袋装、罐头蔬菜） | 自己挑选搭配新鲜食品（新鲜蔬菜） |
| 油炸食品 | 其他低脂烹调方式（如：炖、煮、蒸等） |
| 全脂牛奶 | 脱脂或低脂牛奶 |
| 冰激凌 | 脱脂酸奶 |
| 牛肉或其他红肉 | 鱼、去皮鸡肉（火鸡肉） |
| 白面包 | 黑麦面包、全麦面包 |
| ////// | …… |

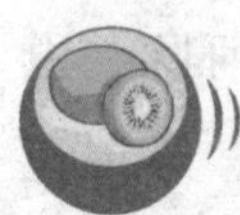

## 有益于心脏健康的4种食物

### 玉米

玉米富含亚油酸（多不饱和脂肪酸）和膳食纤维，能够减少胆固醇的吸收和沉积，达到降血脂和保护血管的功效；植物甾醇、植物雌激素等活性物质通过改善血脂代谢、降低血液黏稠度、降低血小板的黏附和聚集，抑制动脉粥样硬化的形成和发展，起到保护心脏健康的作用。常食玉米油，可以降低胆固醇并软化血管；常吃玉米羹，不容易发生高血压和动脉粥样硬化。此外，玉米营养丰富，含有钙、磷、镁、铁、硒等矿物质，维生素 A、$B_1$、$B_2$、$B_6$、E 和胡萝卜素等。



### 大蒜

许多人因为大蒜有浓烈辛辣的刺激性气味而不喜欢吃。其实大蒜不仅具有很强的杀菌作用，同时还含有许多活性成分，比如蒜氨酸等，可以抗血小板凝聚、降血压、改善血流纤溶活性和外周微循环、显著降低血液黏稠度和改善红细胞浓集现象，有抗动脉粥样硬化、扩张血管和防治脑梗死等作用。

### 洋葱



洋葱在欧美国家被誉为“菜中皇后”，具有降血压、降血脂的作用，外国人经常用洋葱搭配高脂肪、高热量的食物，以解油腻。洋葱含有一种能使血管扩张的前列腺素 A（据报道，洋葱是唯一含有前列腺素的蔬菜）。这种物质能舒张血管，降低血液黏度，减小血管的压力，对抗体内儿茶酚胺等升压物质，降低血管脆性和血压，预防血栓形成。洋葱中的环蒜氨酸和硫氨酸等化合物，有助于血栓的溶解；二烯丙基二硫化物、烯丙基二硫化物和含硫氨基酸具有降低胆固醇的作用。

### 鱼

鱼不仅含有优质蛋白质，而且还含有丰富的不饱和脂肪酸。尤其是深海鱼类，富含长链多不饱和脂肪酸，可以降低胆固醇。生活在北极的爱斯基摩人主要食物就是鱼，很少患心血管疾病。

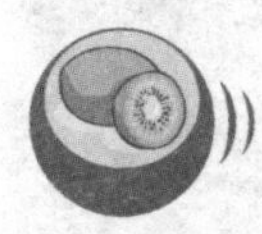

## 多吃水果有益心脏健康

“多吃水果”是人们的共识。水果种类繁多，味道鲜美，营养成分也很丰富，对人体健康有着重要意义。从心脏健康的角度来讲，更应当多吃水果。水果中富含的叶酸、维生素 C、纤维素和果胶等物质，对心血管系统有保护作用。

### 叶酸

**叶酸对心血管病的发生有一定的预防作用。**

叶酸缺乏导致血同型半胱氨酸水平升高，高浓度的同型半胱氨酸会对血管内皮细胞产生损害，促进氧自由基的产生（稍后在《运动篇》中，将对“氧自由基”进行进一步解释），加速低密度脂蛋白胆固醇（坏胆固醇）的氧化，导致血小板的黏附和聚集，从而增加心血管病发生的危险。

### 维生素 C



在瑞士进行了一项研究表明，运动员每天服 1000 毫克维生素 C，对心血管和代谢都有益。一般人不一定提倡服维生素 C 药片，而应鼓励经常吃富含维生素 C6 的食品。

**知识链接**

**纤维素和果胶：**水果中的**纤维素**和**果胶**不能被人体消化吸收，但是可以促进肠道蠕动，有利于食物消化和粪便的排出，有利于防止便秘及减少有害物质的吸收，因此具有预防结肠癌等作用。并起到降低血脂和血糖的作用。

**其他对人体有益的植物化学物质：**如西红柿、西瓜、番石榴中含有的番茄红素；西红柿、苹果中含有的类黄酮化合物。这些物质，具有抗氧化、清除自由基、调节血糖、降低胆固醇、保护心脏等作用。

## 山楂

山楂富含果胶、维生素C和三萜类及黄体酮类等药物成分，具有益于扩张和软化血管，增加冠状动脉血流量，改善心脏活力，降低血压和胆固醇，兴奋中枢神经系统，具有利尿和镇静作用，心血管疾病患者可适量常食。另外，山楂中含有苹果酸、抗坏血酸等有机酸，能够增加消化酶分泌，可除油解腻，促进消化。

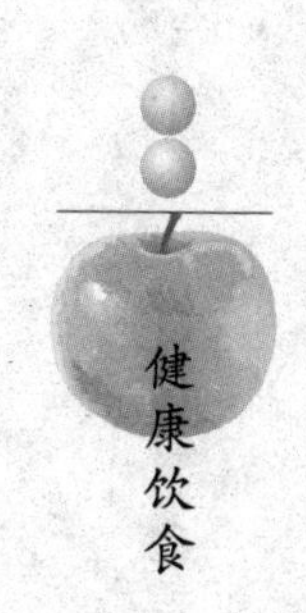


## 苹果

苹果中含有苹果酸、果胶、枸橼酸、维生素A、B、C等10多种营养素，有降压通便的作用。常吃苹果可以改善血管硬化，有益于嗜盐过多的高血压患者。苹果富含类黄酮，能防止低密度脂蛋白胆固醇（坏胆固醇）氧化而渗入血管壁引发动脉粥状硬化，预防心血管的病变。苹果含糖量较少，糖尿病患者也可适量食用。



## 香蕉

香蕉中含有淀粉、果胶、维生素A、B、C、E等及矿物质钾。心血管疾病患者体内往往钠多钾少，香蕉富含的钾离子有助于人体内多余的钠的排泄，抑制钠离子收缩血管和损坏心血管的不良作用。吃香蕉能维持体内钾钠平衡和酸碱平衡，舒张血管，降低血压，对心脏健康有益。

## 橘子

橘子中含有大量的维生素C、叶酸、钾、类胡萝卜素和黄酮类化合物等多种物质，能预防脑出血，降血压，保护肾脏，防止动脉胆固醇沉积。但一次吃得太多容易“上火”，推荐每天吃1~3个橘子。

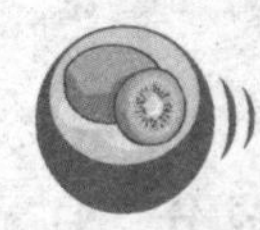

## 心血管疾病患者的饮食禁忌



### 忌高脂

热量摄入过多是体重增加的原因，而脂肪属于高能量物质。

1 克脂肪提供的能量为 9 千卡，多于 1 克碳水化合物（4 千卡）加上 1 克蛋白质（4 千卡）所提供的能量之和。

超重是心脏病、高血压、糖尿病和许多其他健康问题的独立危险因素。即使你还不为健康问题担心，你可能也希望减掉一些体重，以便使自己感觉好一点儿。因为脂肪富含热量，所以少吃脂肪可以减少人体热量的摄入，有助于预防体重增加。

另外，患有冠心病、高血压、高脂血症等疾病的患者，必须限制高脂肪、高胆固醇食物的摄入量，尤其是动物脂肪、动物内脏、蛋黄等，否则会削弱调节血脂药物的作用，降低疗效，甚至超过药物的治疗作用，使得病情进一步恶化。胆固醇的摄入量一般每天不超过 300 毫克，这相当于一个鸡蛋黄中胆固醇的含量。



### 忌高钠

食盐是饮食中钠的主要来源，但不是唯一的来源。譬如，一个中等大小的新鲜西红柿中就含有 11 毫克钠。人体需要钠，但摄入过多会有害健康，尤其是心血管病患者的大忌。过多摄钠引起机体水钠潴留，加重心脏负担；也可引起小血管收缩，加重高血压；血压越高，心脏病、脑卒中和肾病的发病风险就越大。如果心血管疾病患者只重服药，不重限钠，治疗效果往往不理想。所以，要努力将每日摄盐量控制在 6 克以下，并且留心钠藏身于很多种食物当中，比如：

（1）快餐和在餐馆就餐

（2）番茄酱、味精、蚝油、酱油、咸菜、熏制食品（腌鱼）

（3）午餐肉、方便食品（方便面、米饭、汤……）方便面中的盐袋扔掉2/3后，仍够咸。

一般而言，新鲜食材含钠量低；加工食品含钠量高（食品加工过程中加入钠是为了保持口味和新鲜程度），购买时要注意阅读食品标签。

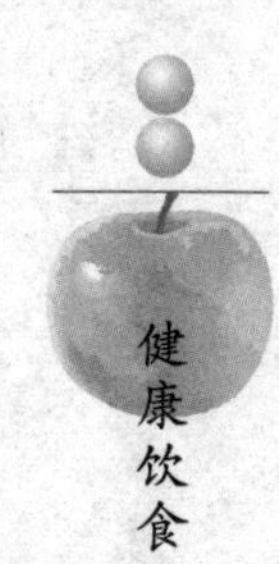


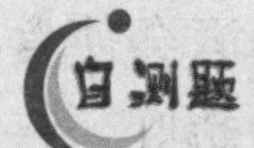


**问题1：我有规律地锻炼，当我运动时会出很多汗，我需要补充钠吗？**

**答案：**不需要。身体每天只需要500毫克钠就可以维持健康状态，我国建议成人每天钠的摄取量为2200毫克。

**问题2：在烹调过程中少放盐，是否就是解决问题的方法？**

**答案：**不是。市场上很多食物，比如罐装食品，加工过程中已经加入了很多钠，要注意阅读说明食物营养成分的标签。

**问题3：能不能光凭味觉来判断高钠食品？**

**答案：**不能。有些高钠食品尝起来不是咸的，比如一些甜食。

## 忌高糖

食物中的糖类除了与糖尿病密切相关外，对血糖正常者也有很大影响。如果食物中含糖过多，糖不能完全被机体利用，便会转化为脂肪，容易引起血液中甘油三酯升高，加重高脂血症和动脉粥样硬化，对心血管病患者非常不利。

## 忌过量饮酒

适量饮酒对身体有益。但如果你不喝酒，则是个好习惯，不需要改变。饮酒给人体带来的好处，例如升高好胆固醇的作用，通过规律运动，每天走30分钟路即可实现。否则，对于酒的选择和“适量”的把握就非常重要了。

前文已经提到，“中国居民膳食指南”第9条原则明确建议：成年男性一天饮用酒的酒精量不超过25克，成年女性一天饮用酒的酒精量不超过15克。大量饮酒会引起脂肪代谢紊乱，导致血液中甘油三酯和低密度脂蛋白胆固醇（坏胆固醇）升高。每天摄入酒精30克以上者随饮酒量的增加血压显著升高。过量饮酒增加脑卒中和某些癌症（比如乳腺癌、消化道癌症）的危险。无节制的饮酒会使食欲下降，甚至发生营养缺乏、急慢性酒精中毒、酒精性脂肪肝，严重时还会造成酒精性肝硬化；并可能导致事故及暴力的增加，对个人健康和社会安定都是有害的。长年大量饮酒可引起酒精性心脏病，心力衰竭，还可引发快而不规律的心脏跳动——心房颤动。医学上讲的“节假日综合征”就是指节假日人们大量饮酒可诱发心房颤动。



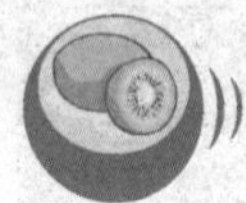

## 有助于心脏健康的烹饪方法

首先，不论我们是否患病，在饮食方面都应该遵循低脂、少盐和少糖三大原则。

其次，烹调方法要得当，烹调时少用糖，或者蚝油、酱油、南乳等含盐量高的调味料。合理的烹调方法可以减少营养素的损失，提高营养素的消化吸收利用率，同时又不会因为烹饪过程而增加很多能量。下面就介绍几种有助于心脏健康的烹调方法。

（1）炒：利用旺火、热油、快速成材的一种烹调方法。在我们的生活中被广泛应用，尤其是叶菜类蔬菜，可减少维生素的损失，并且保持蔬菜鲜绿的颜色。但要注意油不能放得太多。

（2）炖：把食物洗净切块后下锅，加入适量的清水，放入调料，大火上烧开后，撇去浮沫，再改用小火炖至熟烂。其食物特点是质地软烂，味道醇厚，鲜香可口。

（3）煮：煮和炖非常相似，就是把食物放到锅里，加水，先用大火煮开后，再用小火煮熟。一般适用于体积小、容易熟的食物，煮的时间比炖的短。其食物特点是味道清鲜，食物的有效成分较好地溶解于汤汁中。

（4）熬：熬是在煮的基础上进一步用小火将食物熬至汁稠粑烂，比炖的时间更长。多适用于含胶质重的食物。其食物特点是汁稠味浓，粑烂易化，适合老年人和体质弱的人食用。

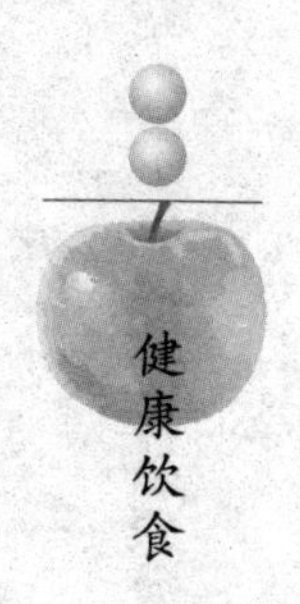


（5）蒸：把经过调味后的食品原料放在器皿中，再置入蒸锅（笼）利用蒸汽使其成熟的一种方法。有用米粉包蒸的叫粉蒸，有用荷叶或菜叶包扎蒸的叫包蒸，也有将食物直接放入容器中隔水蒸的小哺蒸。蒸食的特点是原汁原味。

（6）煨：具体操作方法有二：一是将食物置于容器中，加入调料和适量的水，然后放置小火中慢慢煨熟至软烂；二是传统的方法，用菜叶、荷叶等将食物包裹扎紧，外敷黄泥糊，再置火灰中，利用火灰的余热将其煨熟。其食物特点是熟酥，味香浓。

（7）凉拌：一般将食物清洗干净、切细之后，用开水烫过，再加调料拌匀。这种加工方法一般适用于蔬菜类食物，它能较好地保持食物的营养素和有效成分，特点是鲜、嫩、脆，清香可口。



**知识链接**

如果不留心食物的挑选和准备阶段（如蒸食物前调味阶段的佐料选择），任何适宜的操作方法和技巧都无法避免高脂肪和高钠的结局。

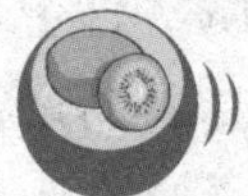

## 高血压患者的饮食

饮食与高血压的关系密切。如果您担心自己的血压，推荐您食用芹菜、洋葱、大蒜、胡萝卜、荠菜、菠菜等蔬菜，山楂、苹果、柿子、香蕉、西瓜、桃、梨等水果。这些食物中含有一些植物化学物质、微量元素和维生素，对于防治高血压有一定的作用。

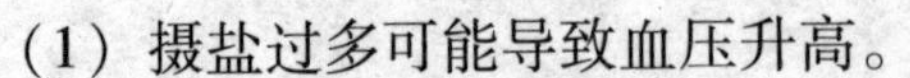

（1）摄盐过多可能导致血压升高。

（2）饱餐与甜食易使人发胖，肥胖易使血压升高。

（3）高血压患者的饮食中，既要保证充分的热量、脂肪和蛋白质，又不宜过量。

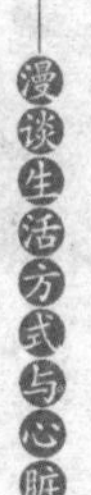



### 少吃盐

高血压意味着人体内血流以一种额外的力量冲击血管壁，从而导致了心脏的工作量加大。长此以往，高血压会损坏血管，并导致心脏病、脑卒中和肾脏疾病。

食盐的主要成分是氯化钠，钠离子和氯离子都会引起高血压。过多摄入盐会让我们口渴，导致饮水量增加；而另一方面又促进肾脏对水的重吸收，减少水的排出量，从而增加体内血容量（全身血管内的血量）。血容量越多，血压越高。



### 限制热能摄入，控制体重

能量过剩导致体重增加，体重增加会引起或加重血压升高。肥胖者多有鼾症，可能有睡眠呼吸暂停，这时血压往往难以控制。有人发现在40～60岁的男性中，肥胖者的高血压患病率为正常人群的1.9倍，通过对体重的控制可以使高血压发生率减少28%～48%。饭吃八成饱，控制总热量和低脂饮食帮助我们将体重和血压维持在健康水平。

### 增加优质蛋白质

不同来源的蛋白质对血压的影响是不同的。鱼类蛋白质富含蛋氨酸和牛磺酸，帮助降低高血压和脑卒中的发生；大豆及其制品增加优质蛋白质的摄入，虽然没有降血压的作用，却可以预防脑卒中发生。

### 增加钾的摄入

上文已经提到，钾能对抗钠对人体产生的不利影响。新鲜的绿色蔬菜、豆类、香蕉、杏等都是含钾较高的食物。

### 增加镁钙的摄入

镁可使血管扩张，如果镁缺乏会引起动脉骤然收缩，血压升高，心律不齐和肌肉痉挛。补充镁的最安全方法是通过含镁丰富的食物来补充。钙不足也可能使血压升高，钙增加会使得血压下降。因此高血压患者应当多吃富含镁钙的食物。富含钙的食物有牛奶、豆类等；富含镁的食物有各种干豆、鲜豆、香菇、菠菜、桂圆、豆芽等。

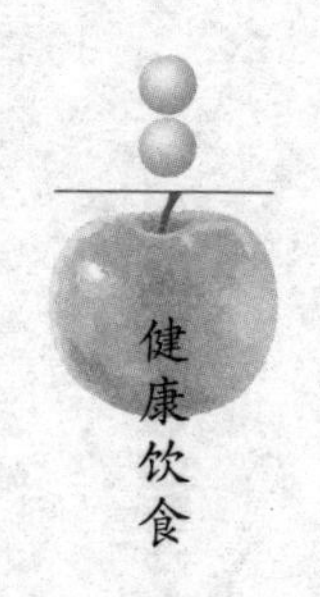


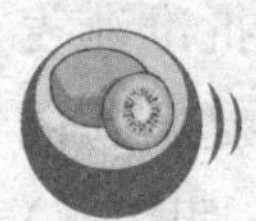

## 高血脂患者的饮食

血液中的血脂含量超过了正常范围，就会使血液变得黏稠，易沉积在血管壁上，逐渐形成小斑块（就是我们平常说的动脉粥样斑块）。这些斑块逐渐变大，使血液流动速度变慢，甚至堵塞血管，对人体造成危害。



高胆固醇血症患者要严格限制高脂肪、高胆固醇食物，如：肥肉、动物内脏、猪油、黄油、鱼子、蟹黄等；高甘油三酯症患者要严格限制甜食，如糕点、糖果、果汁、白糖、蔗糖、巧克力等。

总之，**口味以清淡为主，以素食为主，粗细粮搭配**；注意合理调配一日三餐，晚餐不宜多食荤腥、味厚的食物；少吃甜食，以免血液中的甘油三酯升高，血液黏稠度增加，促使病变加快；动物性食品中，尽量选择鱼类、牛奶、豆制品、瘦肉，鸡蛋每天不超过一个。

**多喝水**。饮水不足使血液变得黏稠，而血液黏度增高，流速减慢，会促使血小板在局部沉积，容易形成血栓。多饮水有利于冲淡血液，保持体内血液循环顺畅。季节转换到医院静脉输液“稀释血液”无益有害。大多市售的降血黏的保健品没有确切疗效，不要上当受骗。

**多吃新鲜蔬菜与水果**。蔬菜与水果含有丰富的维生素 C 和膳食纤维。维生素 C 具有降血脂的作用，膳食纤维可以降低血中胆固醇。

山楂、苹果、梨、猕猴桃、柑橘等均有一定的降脂作用。

**多吃豆制品**。大豆含有丰富的卵磷脂，有利于脂类透过血管壁被利用，使血液中的胆固醇下降。

### 具有降血脂作用的食物

除去本章一开始介绍的对心脏健康有益的食物外，再向大家推荐几种较佳的选择。

（1）燕麦：燕麦就是我国的莜麦，又俗称油麦、玉麦，是宁夏固原地区的主要杂粮之一。美国食品药品监督局（FDA）批准燕麦片、燕麦麸、燕麦粉等燕麦制品可以使用“可减轻心血管疾病”的标签，因为这些燕麦制品降低血中低密度脂蛋白胆固醇（坏胆固醇）浓度、不影响高密度脂蛋白胆固醇（好胆固醇）浓度。

（2）山药：山药有“神仙之食”的美誉，其黏液蛋白能预防心血管系统的脂肪沉积，保持血管弹性，防止动脉粥样硬化；减少皮下脂肪沉积，避免肥胖。

（3）海藻：海藻又被称为“海洋蔬菜”。它的低热量、低脂肪的特点引起了营养学家关注。藻类含有植物多糖等植物化学物质，具有抗氧化、调节免疫力、抑制肿瘤、抗感染、降低胆固醇、延缓衰老等多种生理功能。海带等褐藻含有丰富的胶体纤维，能显著降低血清胆固醇。

（4）银耳：银耳滋而不腻，为滋补良药。银耳多糖属于植物多糖，有降低胆固醇、增强免疫力、抗肿瘤、抗衰老和美容润肤等作用。银耳同样富含膳食纤维。

（5）芹菜：芹菜含有较多膳食纤维，特别含有降血压成分，也有降血脂、降血糖作用。另外，芹菜叶中的胡萝卜素和维生素 C 较多，吃芹菜时不要把嫩叶扔掉。

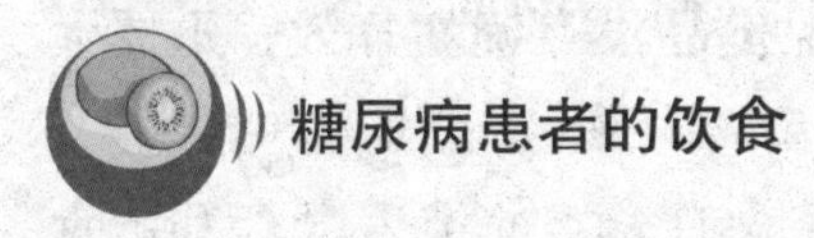

## 糖尿病患者的饮食

糖尿病作为一种慢性病，发病率逐年升高。作为心脑血管病的独立危险因素，严重威胁着人们的生命安全。饮食治疗是糖尿病治疗的最基本手段，也是一切治疗的基础；不仅如此，饮食有时也是糖尿病发生的直接原因。所以，控制糖尿病一定要从控制饮食开始。



### 首要原则：控制食物的总热能

热能摄入量以达到或维持理想体重为宜。饭吃七、八成饱。

### 主食不宜控制过严

谷类中的淀粉为多糖，不会使血糖急剧增加，并且饱腹感强，应作为热量的主要来源。要严格限制含单糖和双糖的食物，如含葡萄糖、果糖、蔗糖、麦芽糖的食物及蜂蜜等。

### 限制脂肪摄入量



超重使成人和儿童同样面临患上 2 型糖尿病的危险。低脂饮食帮助人们控制体重，从而减少糖尿病的危险因素。过多摄入脂肪还会增加胰岛素抵抗，降低胰岛素敏感性，使血糖升高。如果您已经是糖尿病患者，减少脂肪的摄入有助于疾病的控制和避免其他相关健康问题的发生。

### 蛋白质的摄入可以按正常人的标准

糖尿病患者糖异生作用增强，蛋白质消耗增加，应适当增加蛋白质供给。成人按每天 1.0 ~ 1.2 克/千克体重的标准摄取，并且优质蛋白质应该大于摄取蛋白质总量的 1/3。

### 增加膳食纤维摄入

膳食纤维有助于预防和治疗糖尿病，有降低血糖和改善糖耐量，保持大便畅通并减少饥饿感的作用，每天最好摄入 20 克以上。粗杂粮、蔬菜、水果等食物中膳食纤维的含量丰富。

### 增加维生素、矿物质摄入

糖尿病患者尿量较多，容易出现 B 族维生素丢失，应注意补充。铬、锰、锌等元素有助于改善糖尿病患者脂质代谢紊乱。

### 坚持定时定量进餐，提倡少食多餐

少食多餐既能保证营养充足，又能减轻胰腺负担，有利于控制血糖。建议每日 4～5 餐为宜。定时定量进餐使血糖不会波动太大，还可以有效预防低血糖的发生。

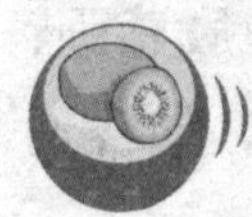

## 冠心病患者的饮食

心脏病（心脏血管狭窄或堵塞）是在现今社会的头号杀手。高脂肪、高胆固醇含量的饮食容易引发心脏病。长期过多摄入高脂肪、高胆固醇的食物会导致人体血液中胆固醇含量升高。血液中过量的胆固醇会粘贴在血管壁上，使血管变窄，以至于最终堵塞。心脏血管堵塞会导致心肌缺血或心肌梗死。低脂肪含量食物有助于保持血管壁的清洁和管腔的通畅，从而预防心脏病的发生。



冠心病患者每天平均膳食的总热量应控制在 2000 千卡左右；主食每日不超过 500 克；控制脂肪供能比在 20%～25% 以下，其中动物脂肪不超过脂肪摄入总量的 1/3；胆固醇摄入量应控制在每日 300 毫克以下。最后要保证蛋白质的质和量，优质蛋白质中动物性蛋白和豆类蛋白各占一半。

（1）控制总热量，防止超重和肥胖。

（2）限制高脂、高胆固醇食物的摄入。

（3）提高植物性蛋白的摄入，尤其是大豆。

（4）多食五谷杂粮。

（5）多吃水果、蔬菜，其丰富的膳食纤维能降低人体对胆固醇的吸收。

（6）供给充足的维生素和矿物质。

（7）选择有益于心脏健康的食品，例如洋葱、大豆、香菇等。

（8）少食多餐，切忌暴饮暴食，忌吃过腻、过咸、过甜的食物。

（9）忌酒、浓茶及辛辣的食品。

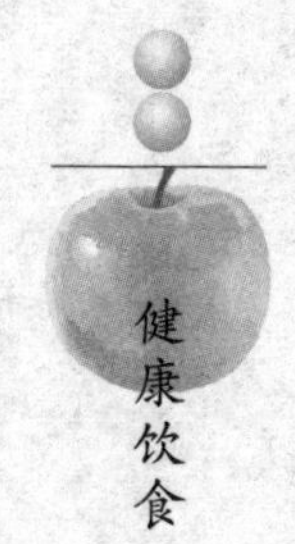


**知识链接**

**冠心病患者饮食分类**

**第一类：可鼓励意进食**

①**谷类**：尤其是粗粮，如小米、高粱、大豆、小麦。②**豆类制品**：其中含有丰富的植物蛋白质，尤其是大豆，相当于等量鱼类、肉类中所含蛋白质的2倍以上。并且它的氨基酸、不饱和脂肪酸的含量也较一般动植物食品高。③**蔬菜**：如洋葱、大蒜、绿豆芽、扁豆、冬瓜、韭菜、青椒。④**菌藻类**：如香菇、木耳、海带、紫菜等。⑤**水果**（糖尿病患者应适当限制）。

**第二类：应适量进食**

①**瘦肉**：包括瘦猪肉、牛肉、羊肉和家禽肉。②**鱼类**：包括多数河鱼和海鱼。③**植物油**：包括橄榄油、豆油、葵花籽油、香油、花生油、鱼油等。④**奶类**：包括低脂或去脂乳及其制品。⑤**鸡蛋**：包含蛋青、全蛋。

**第三类：尽量少吃，最好不吃**

①**动物脂肪**：如猪油、黄油、羊油等。②**肥肉**：包括猪、羊、牛等的肥肉。③**脑、骨髓、内脏、蛋黄、鱼子**。④**糖、酒、烟、巧克力等**。⑤**软体动物及贝壳类动物**。

# 第五章　日常营养科学饮食

伴随着经济的发展，市场的繁荣，越来越多的商品呈现在了我们面前，弄得我们眼花缭乱。前文中我们又提到了那么多的“条条框框”。看看接下来的内容是否对您有所帮助呢？

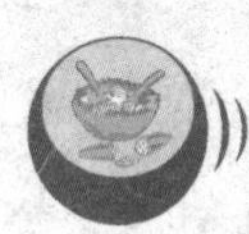

## 合理安排一日三餐

前文已经介绍了《中国居民膳食指南》中建议的第7条原则：“三餐分配要合理，零食要适当。”回到现实生活中的一日三餐，您是怎样安排的呢？食材的选择是五花八门，还是品种极为单调？您是否不吃早餐，中午马马虎虎，晚上一定要用“饕餮盛宴”款待自己方才罢休？



首先，一日三餐要定时，要注意两餐之间间隔的时间。一般两餐之间间隔5~6个小时比较合理，间隔太长会在饭前有强烈的饥饿感，间隔太短则胃里的食物还没有排空。特殊人群根据需要在两餐之间增加餐次。

其次，要合理安排食物的质和量。通常早、中、晚三餐的热能比例应该为3∶4∶3。人们常说“早吃好，午吃饱，晚吃少”，这一养生经验是有道理的。早餐不但要注意数量，而且还要讲究质量。经过一夜的睡眠，人体内的营养已经基本用完，需要及时补充。早餐中蛋白质、脂肪的含量应多一些，以满足上午学习、工作和劳动的需要。

我们一天的热量供应集中在午餐。午餐可以适当多吃一些，同样要注意营养搭配，以满足下午体力和脑力活动的需要。

晚餐以清淡、容易消化为原则；以富含碳水化合物的食物为主，例如谷类、蔬菜；富含蛋白质、脂肪和较难消化的食物要少吃。高蛋白、高脂肪、高能量的摄入，使血液的黏稠度增加，加上夜间睡眠，血流变慢，血压降低，脂质易沉积在血管壁上，促使动脉粥样硬化及微小血栓的形成。晚餐不宜吃得过多，晚饭后人们的活动量往往比较小，热量消耗少，在胰岛素的作用下，摄入的物质将更容易被转变为脂肪储存，同时血液中糖、氨基酸、脂肪酸的浓度也会增高。至少要在就寝前两个小时进餐。这样既能保证活动时能量的供给，又能使胃肠在睡眠中得到休息。

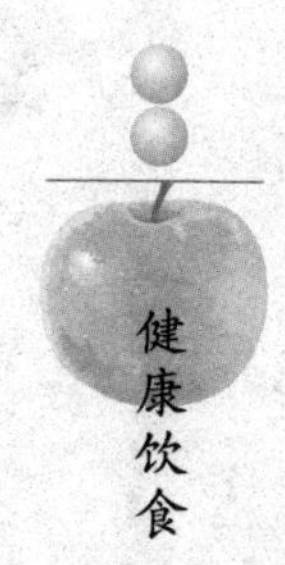


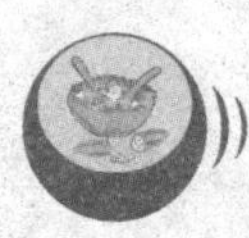

## 暴饮暴食的危害

人们平时一日三餐，定时定量，消化系统形成了与之相适应的规律。如果突然改变饮食习惯，会完全打乱胃肠道对食物消化吸收的正常节律，可能引起胃肠功能失调。摄入过多的食物或饮料致使胃压力增加，可引起急性胃扩张。大量油腻食物停留在胃肠内不能及时消化，会产生气体和其他有害物质。这些气体与有害物质刺激胃肠道，很可能引发急性胃肠炎，出现腹痛、腹胀、恶心、呕吐、腹泻等症状。由于在短时间内需求大量消化液消化食物，因而明显加重了胰腺的负担，使得十二指肠内压力增高，增加发生急性胰腺炎或急性胆囊炎的风险。大量饮酒会使肝胆超负荷运转，肝细胞加快代谢速度，胆汁分泌增加，造成肝功能损害，诱发胆囊炎。研究发现，暴饮暴食后心脏病急性发作的危险明显增加。



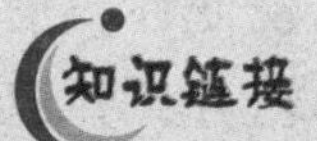


能量过剩导致的超重、肥胖以及相关疾病已经成为我国城市和富裕农村地区居民的重要营养问题，控制能量摄入是防止能量过剩的重要手段之一。

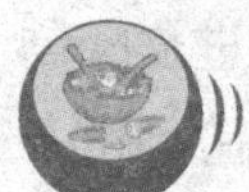

## 十大垃圾食品

### 1. 油炸食品

油炸食品不仅含有较高的油脂，食物经过煎炸后能量也会增加许多。100克蒸土豆提供能量70千卡，同样重量的土豆炸成薯条后重量为50克，提供的能量为150千卡，炸成薯片重量为25克，提供能量为138千卡。经常进食油炸食品会引发肥胖、高脂血症和冠心病。

知识链接

有研究表明，常吃油炸食物的人，一些癌症的发病率远远高于不吃或极少进食油炸食物的人群。

富含淀粉类的食品，如面粉类、薯类等，油炸时会产生大量丙烯酰胺（具有神经毒性、遗传毒性和致癌等危害），不宜多吃。

蛋白质、脂肪在高温油炸的过程中也会发生反应，生成多环芳烃化合物，这一类物质具有致癌作用和遗传毒性。

### 2. 罐头类食品

罐头食品在通常条件下可以长期保存不变质，不受季节、地区的限制。但是制作罐头时须经高温加热灭菌处理，不论是水果类罐头，还是肉类罐头，其中的营养素都遭到大量的破坏，特别是各类维生素几乎被破坏殆尽。罐头制品中的蛋白质常常出现变性，消化吸收率大为降低。另外，很多水果类罐头含有较高的糖分，并以液体为载体进入人体，致使糖分的吸收率大为增高，在进食后短时间内导致血糖大幅攀升，加重胰腺负荷。

### 3. 腌制食品

腌制的食物通常具有特殊的风味，并且储存时间比较长。可是腌制过程中需要大量放盐，并且产生大量的致癌物质亚硝胺。常常进食腌制食品加重肾脏负担，增加高血压和鼻咽癌等恶性肿瘤的发病风险。由于高浓度的盐分严重损害胃肠道黏膜，胃肠炎症和溃疡的发病率也会升高。

### 4. 加工的肉类食品

这类食物含有一定量的添加剂——亚硝酸盐，亚硝酸盐在人体内结合胺形成潜在的致癌物质亚硝酸胺，过多食用有害健康。其他的添加剂，如防腐剂、增色剂和保色剂等，加重肝脏负担。另外，火腿等制品大多为高钠食品，大量进食可能造成血压波动及肾功能损害。

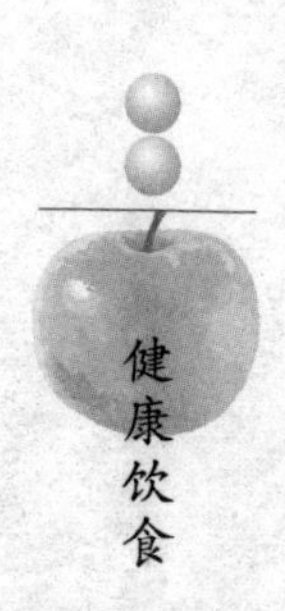


### 5. 肥肉和动物内脏类食物

尽管这一类食品中含有一定量的优质蛋白质、维生素和矿物质，然而肥肉中约89%是脂肪，动物内脏中含有大量的胆固醇，长期大量进食会大幅度地增高患心血管疾病和恶性肿瘤（如结肠癌、乳腺癌）的风险。

### 6. 奶油制品

奶油是由牛奶中分离的脂肪制成的，以饱和脂肪酸为主，主要用于佐餐或者面包和糕点的制作。常吃奶油类制品会导致体重增加，甚至引起血糖和血脂的升高。奶油制品中的高脂肪和高糖成分常常影响胃肠排空（食物由胃排入十二指肠的过程），甚至导致胃食管反流（胃内容物，包括从十二指肠流入胃的胆盐和胰酶等反流入食管），很多人在空腹进食奶油制品后出现反酸、烧心等症状。



### 7. 方便面

方便面属于高盐、高脂、低维生素、低矿物质的一类食物。其中，盐分含量高和含有一定量的人造脂肪（反式脂肪酸），对心脏健康造成相当大的负面影响。加之含有防腐剂和香精，又可能对肝脏产生潜在的不利影响。

### 8. 烧烤类食品

近年来，烧烤食物的种类逐年扩大，如猪肉、牛肉、动物内脏、豆腐干、鱿鱼、小黄鱼及虾、贝类等海鲜。不论食材考究与否，单论“烧烤”本身对健康产生的危害：食物在高温烧烤的过程中，一些成分会发生反应，生成强致癌物质苯并（a）芘。另外，从食品安全的角度看，烧烤类食物还容易引起食源性疾病的发生。比如：肉类在烧烤的过程中可能没有彻底烤熟，食者可能会感染上绦虫病、旋毛虫病等寄生虫病。

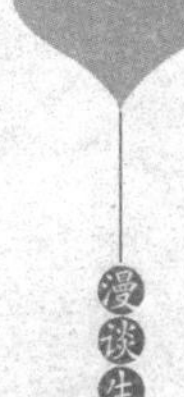



### 9. 冷冻甜点

冰淇淋、雪糕含有较高的奶油和糖，在可能降低食欲的同时又容易导致肥胖；还可能因为温度低而刺激胃肠道。

### 10. 果脯、话梅和蜜饯类食物

这类食品中含有亚硝酸盐，可以在体内转化成致癌物质亚硝胺；香精等添加剂可能损害肝脏等脏器；较高的盐分可能导致血压升高和加重肾脏负担。

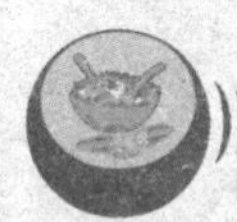

## “洋快餐”也是垃圾食品



现在城市的孩子们对所谓“洋快餐”的食品特别感兴趣，而家长们也热衷于带着孩子进出这些饮食店。殊不知在美国，快餐业曾被称为“制造胖子”的行业。

“洋快餐”的食品多以高温煎炸的快餐食品为主，如汉堡包，炸薯条等。恰恰在这些食品中所含的反式脂肪酸最多。摄入反式脂肪酸可以升高人体内低密度脂蛋白胆固醇（坏胆固醇）水平，增加总胆固醇，升高甘油三酯和脂蛋白（a）（一种脂肪酸的运输工具，专门将有害脂肪酸，带到人体内的各个部位）水平，降低高密度脂蛋白胆固醇（好胆固醇）水平，这里的每一种因素都会增加冠心病的发病风险。反式脂肪酸摄取增加2%，冠心病的发病率增加23%。反式脂肪酸还与心源性猝死的危险相关。随着反式脂肪酸的摄入量增加，糖尿病的发病率也随之上升。摄入反式脂肪酸还可以促进炎症反应和引起内皮细胞功能紊乱。

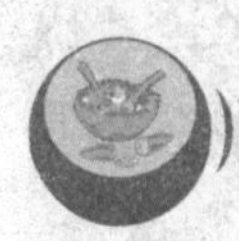

## 多吃粗粮有利健康

粗粮是指小米、高粱、玉米、荞麦、燕麦、薏米、红小豆、绿豆、芸豆等谷类及杂豆和一些加工精度低的米面。众所周知，粮食在加工过程中，会损失一些营养素，特别是膳食纤维、维生素和矿物质，而这些膳食成分恰恰是人体需要和容易缺乏的。粗粮中的这些营养成分含量较高。

我们在前文中已经提到过膳食纤维是有益的营养素。除了降低血中胆固醇和改善耐糖能力的功效外，膳食纤维在通过消化道过程中吸水膨胀，体积增大，增加了胃内容物的体积，使得胃排空速度减慢，延缓胃内容物进入小肠的速度，使人产生饱腹感，对糖尿病和肥胖症患者减少进食是有利的。同时膳食纤维能够刺激和加强肠道蠕动，连同消化道中其他“废物”形成柔软的粪便易于排出，既防止便秘又有助于体内毒素的排出。

建议每天吃50克以上的粗粮。

但必须注意，虽然膳食纤维对人体健康有诸多益处，也并非多多益善。过多的膳食纤维会引起腹胀、排便次数增多且量大。长时期过量摄入膳食纤维会影响其他营养物质的消化吸收和利用，导致营养不良。

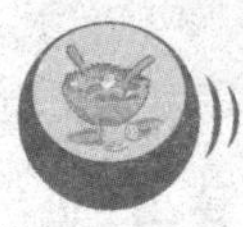

## 食用油的选择

人们日常食用的烹调油包括植物油和动物油，二者脂肪酸的种类不同，对健康的影响也不同。

动物脂肪中饱和脂肪酸和胆固醇含量高，应该少吃或者不吃。

植物油种类繁多。由于单一油种的脂肪酸构成不同，营养特点也就不同了，应注意更换烹调油的种类，食用多种植物油。

**知识链接**

目前，橄榄油和茶油已被世界卫生组织（WHO）推荐为“对人体心血管健康有益的保健型营养油”。

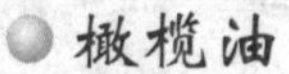

### 橄榄油

由橄榄榨成，被誉为“地中海的液体黄金”。所含的油酸（单不饱和脂肪酸）是所有食用油中最高的一类，约为75%。油酸对胃溃疡、便秘有明显的作用，能够减少胆囊炎、胆结石的发生和降低人体内低密度脂蛋白胆固醇（坏胆固醇）、提高高密度脂蛋白胆固醇（好胆固醇）。值得一提的是，橄榄油中脂肪酸的组成与母乳相似，能够促进对铁、锌等微量元素的吸收。

### 茶油

即油茶籽油，从油茶籽中提取，营养成分以及物理化学性质与橄榄油非常相似，被誉为“东方橄榄油”。茶油中含有丰富的不饱和脂肪酸——油酸、亚油酸、亚麻酸等，对人体的健康有利，有降低血液中胆固醇，抑制肿瘤的作用。茶油还含有甾醇、生育酚、角鲨烯、茶多酚等活性物质，能够增强人体免疫力，清除自由基，促进新陈代谢，对预防衰老有一定的作用。



### 豆油

含丰富的多不饱和脂肪酸（如两种必需脂肪酸——亚油酸和α-亚麻酸）和维生素E、D，提高人体免疫力，可以帮助体弱消瘦者增加体重。豆油属半干性油脂，含磷脂较多，不宜做炸油使用。

### 玉米油

又叫粟米油、玉米胚芽油，它是从玉米胚芽中提炼出的油，不饱和脂肪酸含量高达80%～85%，其中的亚油酸是人体自身不能合成的必需脂肪酸。由于玉米油中维生素E的含量高于其他植物油，玉米油对于血栓性静脉炎、生殖功能类障碍、肌萎缩症、营养性脑软化症均有明显的疗效和预防作用。玉米油可以直接用于凉拌。

## 花生油

含有丰富的油酸、亚油酸以及卵磷脂和维生素 A、D、E、K 及生物活性很强的天然多酚类、甾醇类物质，其中油酸含量约为53%，亚油酸约为25%。可以降低血小板凝聚，降低胆固醇。

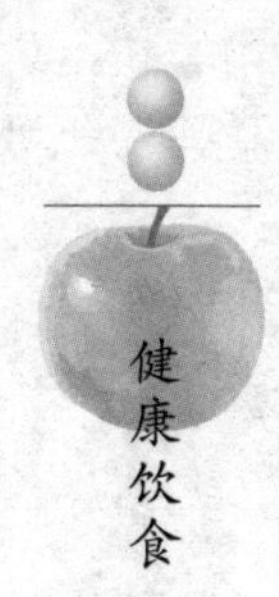


## 葵花籽油

从葵花籽中提取，含有丰富的亚油酸。另外，葵花籽油中生理活性最强的维生素 E 含量比一般植物油高，而且亚油酸含量与维生素 E 含量的比例比较均衡，便于人体吸收利用。葵花籽油是营养价值很高，有益于人体健康的优质食用油。

## 色拉油

是植物油中加工等级最高的食用油。植物油经过脱酸、脱杂、脱磷、脱色和脱臭等五道工艺之后制成色拉油。特点是色泽澄清透亮，气味新鲜清淡，加热时不变色，无泡沫，很少有油烟，并且不含黄曲霉素和胆固醇。



## 调和油

由几种油混合调制而成，适应现代人对健康饮食的需求。

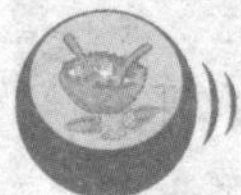

# 菜籽油不宜长期食用

菜籽油虽然也是植物油，然而缺少亚油酸等人体必需脂肪酸，而且其中脂肪酸构成不平衡，因此营养价值比一般植物油低。

另外，菜籽油中含有大量芥酸和芥子甙等物质。芥酸是一种长链脂肪酸。如果长期食用富含芥酸的菜籽油，就会因芥酸过多贮留而更易引起血管壁增厚和心肌脂肪沉积。目前联合国粮食组织和世界卫生组织（WHO）已建议，食用菜籽油中的芥酸含量不得超过5%，而一般未处理过的菜籽油中芥酸含量可高达40%。老年人，尤其是高血

压、冠心病、冠脉供血不足或心绞痛患者尽量不要吃菜籽油。如食用，可以与富含亚油酸的植物油配合使用，其营养价值将得到改善。

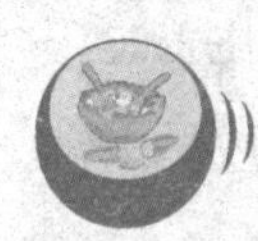

## 合理烹调蔬菜

蔬菜的营养价值除了受品种、部位、产地和季节等因素影响外，还受加工方法的影响。加热可能破坏蔬菜中水溶性维生素（尤其是维生素 C），导致矿物质损失，降低了蔬菜的营养价值。比如：蔬菜煮 5～10 分钟，维生素 C 损失可以高达 70%～90%。

### 知识链接

**烹调蔬菜的正确方法**

**先洗后切**：正确的方法是先把蔬菜清洗干净，然后再切。不要先切后洗，或者把蔬菜放在水中浸泡很长时间，这么做只会使蔬菜中的水溶性维生素和无机盐流失过多。

**急火快炒**：维生素 C 在 80℃以上快速烹调时损失较少，凉拌加醋可减少维生素 C 的损失。胡萝卜素含量较高的绿叶蔬菜用急火快炒的方法，不仅减少维生素的损失．还可以帮助胡萝卜素被人体吸收。

**开汤下菜**：维生素 C 含量高、适合生吃的蔬菜应该尽可能凉拌生吃；或者在沸水中焯（发音同“抄”，把蔬菜放在水里略微煮一下就拿出来）1～2 分钟后再拌；或者用带油的热汤烫菜。用沸水煮蔬菜，可以软化膳食纤维，改善蔬菜的口感。

**炒好即食**：蔬菜烹调好出锅就要尽快食用，连汤带菜吃，现做现吃，避免反复加热。这不仅是因为营养素会随储存时间延长而丢失，还可能因细菌的硝酸盐还原作用增加亚硝酸盐含量。

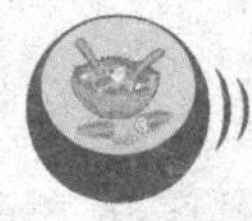

## 动物性食物的选择

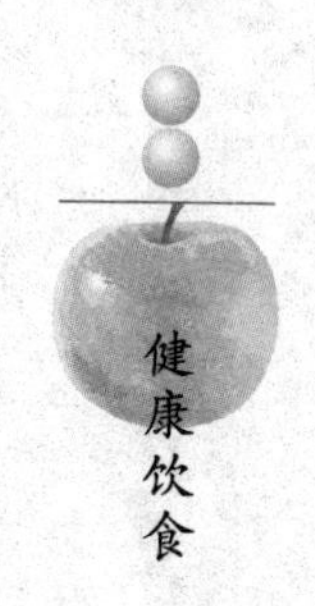




鱼、禽、蛋、肉是一类营养价值很高的食物，并且每类食物所含的营养成分都有各自的特点，因此需要合理选择，充分利用。

鱼、禽类与畜肉比较，脂肪含量比较低，不饱和脂肪酸含量比较高。特别是鱼类，含有较多的多不饱和脂肪酸，因此适宜作为首选的动物性食物。

目前我国居民肉类摄入仍然以猪肉为主，平均每人每天摄入量为50.8克，占畜、禽肉总量的64.6%。由于猪肉的脂肪含量较高，含饱和脂肪酸较多，因此不建议人们选择。瘦肉中脂肪含量相对较低，可以适量食用。

蛋类的营养价值较高。蛋黄中维生素和矿物质含量丰富，且种类齐全；但由于胆固醇含量很高，不宜过多食用。正常成人每日吃1个（鸡）蛋。如胆固醇已升高或冠心病患者，每周进食蛋黄4~5个。



鸡蛋和面食一起吃，可以提高蛋白质的利用率。

鸡蛋的营养价值高，富含优质蛋白质、卵磷脂、维生素A、钙、铁等。随着生活水平的提高，人们吃鸡蛋的花样越来越多了，应科学食用。

动物肝脏中脂溶性维生素、B族维生素和微量元素含量丰富，适量食用可改善我国居民维生素A、维生素$B_2$等营养欠佳的状况。但脑、肝、肾、大肠等动物内脏含有大量胆固醇和饱和脂肪酸，属于不健康食品。

### 知识链接

①鸡蛋的营养价值高，富含优质蛋白质、卵磷脂、维生素A、钙、铁等。

②鸡蛋和面食一起吃，可以提高蛋白质的利用率。

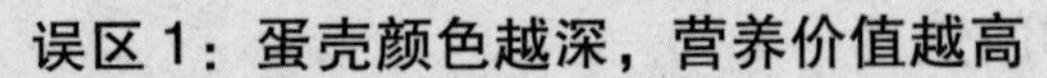

**误区1：蛋壳颜色越深，营养价值越高**

**答案：**鸡蛋的营养价值从外观上可以通过蛋白的浓稠度判断，蛋黄颜色的深浅也有评判价值。

在市场上，鸡蛋一般分为红壳和白壳两种。许多人喜欢红壳的，认为红壳蛋营养价值更高。事实并非如此。影响蛋壳颜色的主要色素是棕色原卟啉（又称卵卟啉），这种物质没有营养价值。

评价鸡蛋中蛋白的品质，主要看蛋白（蛋清）中蛋白质的含量。蛋清越浓稠，表明蛋白质含量越高，蛋白的品质越好。

蛋黄的颜色有深有浅，从淡黄色至橙黄色都有。蛋黄颜色的深浅仅表明其中色素含量的多少。蛋黄中主要的色素有叶黄素、玉米黄质、黄体素、胡萝卜素及核黄素等。有些色素，如叶黄素、胡萝卜素，可在体内转变成维生素A。因此，正常情况下，蛋黄颜色较深的鸡蛋营养稍好一些。

**误区2：老年人忌吃鸡蛋**

**答案：**老年人适量摄取鸡蛋是安全的。

由于蛋黄中含有较高的胆固醇，于是就出现了老年人忌食鸡蛋的说法。科学实验证明，这种说法没有道理。

蛋黄中含有丰富的卵磷脂，作为一种乳化剂，卵磷脂能够使脂肪悬浮在体液中，有利于脂肪的吸收、转运和代谢。卵磷脂还可以防止胆固醇在血管内的沉积，降低血液黏度，促进血液循环。蛋黄中的卵磷脂被消化后释放出胆碱，进入血液中进而合成乙酰胆碱，是神经递质的主要物质，可以提高脑功能，增强记忆力。

只是，凡事都有限度，合理饮食才是最重要的。

**误区3：生鸡蛋更有营养**

**答案：**鸡蛋要经高温烹调后再吃，煮鸡蛋是鸡蛋的最佳食用方法。

有人认为，生鸡蛋营养价值更高。事实上，从营养和食品安全两个方面来看，生吃鸡蛋不仅不利于充分发挥鸡蛋的营养价值，而且不卫生。

鸡蛋中的蛋白质只有经过充分加热后，分子结构才能变得松散，才能更有利于人体的消化和吸收。但鸡蛋不宜过度加热，因为蛋白质过分凝固就会形成硬块，影响我们的食欲和蛋白质的消化。

另外，生鸡蛋里含有抗生物素蛋白和抗胰蛋白酶。抗生物素蛋白会影响食物中生物素的吸收；抗胰蛋白酶能够抑制我们消化道中胰蛋白酶的活性，影响蛋白质的消化和吸收。鸡蛋经过加热处理后，这两种物质就会被破坏，蛋白质才能较好地消化和吸收。

不同的烹调方法也会影响鸡蛋中营养的消化和吸收率，例如煮鸡蛋蛋白质的消化和吸收率为99%，炒蛋为97%，嫩炸为98%，用开水或牛奶冲蛋为92.5%，生吃为30%~50%。由此看来，煮鸡蛋是最佳的食用方法。

**误区4：望蛋营养价值高**

**答案：**望蛋营养价值不高。

望蛋也叫“毛鸡蛋”，是蛋在孵化过程中剔除下来的死胎蛋。鸡蛋在孵化过程中，由于受到沙门氏菌和寄生虫的污染，或温度、湿度条件不好等原因，致使发育停止不能孵出小鸡。这时鸡蛋内原来的蛋白质、脂肪、糖类、维生素和矿物质等营养成分都已经发生了变化，绝大部分已经被胚胎利用并且消耗掉了，所以它的营养价值极低。而且，此类蛋中含有许多大肠杆菌、葡萄球菌、伤寒杆菌、变形杆菌等。所以吃这种鸡蛋不仅对人体无益，还会引起食物中毒和其他疾病。

## 怎样用少量盐做出美味佳肴?

俗话说“好厨师一把盐”，这就意味着美食和盐密不可分，但过量的食盐影响人体健康又是不争的事实。许多人不能改变爱好浓味的饮食习惯。随着年龄的增长，人的味觉灵敏度往往明显下降，于是就会放更多的盐和酱油。其实，生活中的有些事可以改变，花上2~3个月适应低盐食品，再次尝试以往的口味时，你会不会感觉太咸了？在我们努力尝试的日子里，只要注意食物的烹调方法和在流程上下工夫，就可以解决美食与盐之间的矛盾了。

**(1) 晚放盐：**要达到同样的咸味，晚放盐比早放盐用的盐量会少一些。人体味蕾上有咸味感受器，它与食物表面附着的钠离子发生作用，才能感知到咸味。如果晚些放盐，就算少放了些，盐分尚未深入到食品内部，舌头上照样能感觉到同样的感受。如此，就可以在保证同样咸度的前提下减少盐的用量。

**(2) 多放醋：**酸味可以强化咸味，多放醋就感觉不到咸味太淡。让菜里多一点酸味，不仅可以让疲惫的味蕾为之一振，还能促进消化，增加矿物质的吸收率，减少维生素的损失，一举多得。

**(3) 少放糖：**少量的盐可以突出糖的甜味，少量的糖却会减轻菜的咸味。所以，需要控制盐分的人最好在烹饪时不放糖，包括糖醋菜和甜咸菜，也要少吃蜜饯类小吃，因为这些食物在制作过程中已经使用盐了。

**(4) 适当加调味品：**做菜时加点辣椒、花椒、葱姜蒜之类的香辛料炝锅，再适当放些提鲜的调味品；表面上撒一点芝麻、花生碎，或者淋一点芝麻酱、花生酱、蒜泥等，令菜肴变得更加生动可口。

如果烹调原本味道浓重的原料，如西红柿、芹菜、香菜、茼蒿、洋葱之类，少放盐也无妨了。

知识链接

1. 少去饭店吃饭。饭店的饭菜油盐比较多，无法控制。

2. 避免吃腌制品，如咸肉、酱菜等。

3. 购买食品时，看清包装上注明的钠盐含量。

4. 使用控盐勺控制盐的用量，比如使用盛装3克盐的盐勺；没有盐勺的，可以用一个普通啤酒瓶盖装盐，平装满一瓶盖，相当于5~6克食盐。

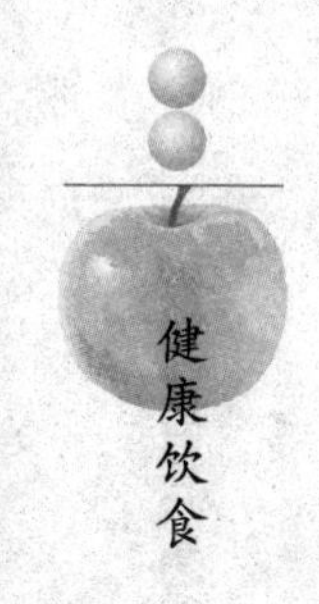


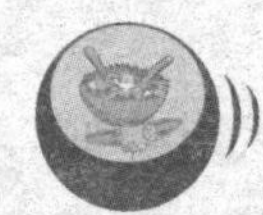

## 选择适合自己的奶及奶制品



一般来说，牛奶和酸奶的营养价值更优。

### 液态奶

液态奶是指挤出的奶汁，经过滤和消毒，再经均质化，即成为可供食用的鲜奶。鲜奶经巴氏消毒后除维生素 $B_1$ 和维生素 C 略有损失外，其余营养成分与刚挤出的奶汁差别不大。

### 牛奶并不是喝得越多越好

由于我国少年儿童普遍存在钙摄入量不足的现象，而牛奶中富含大量的钙，因此，通过饮用牛奶补充钙确实是一个很好的途径。但是牛奶是否喝得越多对健康越有益？曾经有人对比了市场上供应的牛奶与蒙古草原自然分泌的牛奶，发现其中许多成分有很大差异。特别是雌激素的含量，市场上供应的牛奶高出了几倍至十几倍。这是由于为了增加牛奶产量，生产商给奶牛使用了大量的催乳素促使其大量泌乳。国内外一些研究者正在研究少年儿童时期大量饮用牛奶是否与现在日益增多的乳腺肿瘤和前列腺肿瘤有关，并且得到了

肯定的结果。虽然还没有最终定论，但是饮用牛奶还是应该适量。

### 奶粉

奶粉是液态奶经消毒、浓缩、干燥处理而成，其中对热不稳定的营养素（如维生素 A）略有损失，蛋白质消化能力略有改善。奶粉可分为全脂奶粉、低脂奶粉、脱脂奶粉及各种调制奶粉与配方奶粉等。奶粉储存期较长，食用方便。

全脂奶粉是鲜奶消毒后，除去 70%～80% 的水分，采用喷雾干燥法，将奶粉制成雾状微粒。

脱脂奶粉的生产工艺与全脂奶粉大致相同，但原料奶经过脱脂的过程。脱脂过程使脂溶性维生素损失。此种奶粉适合于腹泻的婴儿及要求低脂膳食的人群。

调制奶粉，又称人乳化奶粉，是以牛奶为基础，按照人乳组成的模式和特点，加以调制而成，使各种营养成分的含量、种类、比例接近母乳。如改变牛奶中酪蛋白的含量和酪蛋白与乳清蛋白的比例，补充乳糖的不足，以适当比例强化维生素 A、D、$B_1$、C、叶酸和微量元素等。

### 酸奶

酸奶是在消毒的鲜奶中接种乳酸杆菌后，经发酵培养而成的奶制品，易于被人体消化吸收，除乳糖分解形成乳酸外，其他营养成分基本没有变化。常喝酸奶有助于改善胃肠道功能，促进消化吸收，增强机体免疫力等。酸奶更适宜于乳糖不耐受者、消化不良的患者、老年人和儿童食用。

### 奶酪

奶酪又称干酪，是一种营养机制很高的发酵乳制品，是在原料乳中加入适当量的乳酸菌发酵剂或凝乳酶，使蛋白质发生凝固，并加盐，压榨排除乳清之后的产品。制作 1 千克的奶酪大约需要 10 千克牛奶。奶酪中的蛋白质、脂肪、钙、维生素 A、维生素 $B_2$ 是鲜奶的7~8倍。在奶酪的生产过程中，大多数乳糖随乳清排出，余下的也都通过发酵作用生成了乳酸，因此奶酪是乳糖不耐受症和糖尿病患者可供选择的奶制品之一，但在选择时需留心对比其脂肪含量。

### 奶油

奶油也称黄油，脂肪含量通常在80%~85%，主要是饱和脂肪酸，营养组成也完全不同于其他奶制品，不属于膳食指南推荐的奶制品。

注意，含乳饮料不是奶，购买时要阅读食品标签，认清食品名称。

## 饮料的选择

饮料的主要功能是补充人体所需的水分，同时带给消费者愉悦的味觉感受。绝大部分饮料产品含有80%以上的水，有些饮料含有一定的营养成分，而更多的则含有能量和糖。

### 饮用水类

首先必须指出的是饮用水类饮料不完全等同于饮用水。该类饮料是指密封于容器中的可以直接饮用的水，包括：饮用天然矿泉水、饮用天然泉水、其他天然饮用水、饮用纯净水、饮用矿物质水及其他饮用水（如调味水）。

矿泉水是指从地下深处自然涌出或人工开采所得到的未受污染的天然地下水，经过过滤、灭菌、罐装而成。矿泉水含有一定的矿物盐．其中的矿化物多呈离子状态，容易被人体吸收。

纯净水一般以城市自来水为水源，把有害物质过滤的同时，也去除了钾、钙、镁、铁、锌等人体所需的矿物元素。

饮用矿物质水是通过人工添加矿物质来改善水的矿物质含量。与纯净水相比，这样的水虽然增加了部分矿物元素，但是添加的矿物质被人体吸收、利用的情况以及对人体健康的作用如何还需要进一步研究。

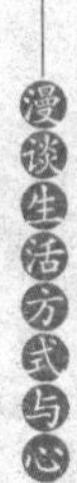





## 茶饮料类

茶饮料类饮料是指以茶叶的水提取液或其浓缩液、茶粉等为原料，经加工制成的饮料，包括茶饮料（茶汤）、调味茶饮料、复（混）合茶饮料等，其中调味茶饮料又分为：果汁（味）茶饮料、奶（味）茶饮料、碳酸茶饮料。

茶叶中含有丰富的微量元素，如铁、锌、硒、铜、锰、铬等；并含多种对人体有益的化学成分，例如茶多酚、咖啡因、茶多糖等。茶多酚、儿茶素等活性物质可以使血管保持弹性，消除动脉血管痉挛，防止血管破裂。

但是长期大量饮用浓茶会影响消化功能；茶叶中的鞣酸会阻碍铁质的吸收。特别是缺铁性贫血的人，应该谨慎选择此类饮料。

## 蛋白质类饮料

蛋白质类饮料是指以乳或乳制品、或有一定蛋白含量的植物的果实、种子或种仁等为原料，经加工制成的饮料，包括含乳饮料、植物蛋白饮料（例如豆奶、椰子汁、杏仁露、核桃露、花生露等）、复合蛋白饮料。含乳饮料、植物蛋白饮料中含有蛋白质、维生素、矿物质等人体所需的营养物质。另外，许多植物原料具有治疗作用，例如杏仁有降血脂的功能，花生仁对控制高血压有好处。植物蛋白饮料确实对人体健康有所帮助，但一些产品中添加的甜蜜素会对某些群体造成伤害。比如，老人、儿童、孕妇以及体弱者都不宜经常饮用含有甜蜜素的植物蛋白饮料。

## 果汁类和蔬菜汁类

用水果和（或）蔬菜等为原料，经加工或发酵制成的饮料，包括100%果汁（蔬菜汁）、复合果蔬汁（浆）、果肉饮料、发酵型果蔬汁等。

纯果汁（蔬菜汁）营养丰富、热量较低，适合大多数人饮用，但胃酸分泌较多的人和糖尿病患者不宜。另外，炎热的天气使纯果汁饮料容易变质，保存时一定要注意。

复合果蔬汁是由一定的纯果蔬汁加色素、糖和水调配而成，其中含有的人工色素对人体健康不利。另外，复合果蔬汁的糖分较多，特殊人群慎用。

### 碳酸饮料类

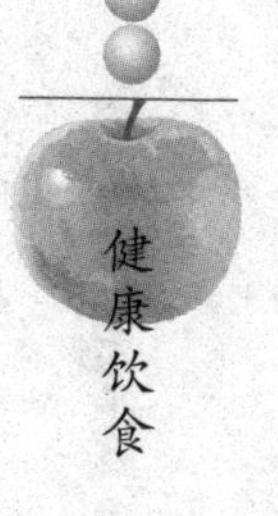


碳酸饮料是指在一定条件下充入二氧化碳气的饮料，包括：可乐型、果汁型、果味型以及苏打水、姜汁汽水等。其中可乐型饮料是很多人夏天的首选饮品，其口感刺激甜爽，但含有较多咖啡因。咖啡因是一种中枢兴奋剂，能刺激胃酸分泌，使人大脑兴奋、呼吸加快、心率加快，故儿童和经常失眠的人不宜饮用。老年人经常饮用含咖啡因的饮料，会加剧体内钙质的缺乏，引起骨质疏松，容易骨折。另外，高血脂、高血压患者多饮，会加速病情的恶化。一般非无糖低热量的一罐可口可乐的热量大约相当于2两馒头，糖尿病和肥胖者不宜饮用。

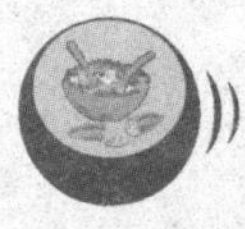

## 饮酒与健康的矛盾统一



让我们对酒多做些了解，以便更好地驾驭饮酒与健康的矛盾统一。

人们按酒精含量习惯将酒分为高度酒（国外又称烈性酒）、中度酒和低度酒三类。

（1）高度酒是指40°以上的酒，如二锅头高度白酒、白兰地和伏特加。

（2）中度酒是指20°~40°之间的酒，如38°的白酒和马提尼等。

（3）低度酒是指酒精含量在20°以下的酒，如啤酒、黄酒、葡萄酒、日本清酒等。各种低度酒间的度数相差很大。

（4）普通的啤酒酒精含量在3.5%~5%之间，通常把含酒精2.5%~3.5%的啤酒称为淡啤酒，1%~2.5%的称为低醇啤酒，1%以下的则称为无醇啤酒。（标在啤酒瓶上的度数是啤酒的麦芽含量，而非酒精含量。）

### 白酒

白酒基本上是纯能量食物，不含其他营养素，1瓶1斤装的白酒

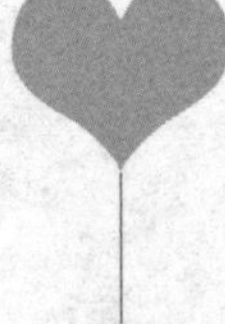



热量在1925千卡左右。其中酒精也是纯热能物质，在其代谢过程中还要消耗身体内其他营养成分。长期大量饮用白酒，不仅会使热量摄入超标，而且会造成蛋白质、维生素和矿物质的缺乏，损害肝功能，影响中枢神经系统的兴奋性。

白酒是不被推荐的品种，喜欢喝白酒的人要尽可能选择低度白酒，忌空腹饮酒，摄入一定量食物可以减少对酒精的吸收。饮酒时不宜同时饮碳酸饮料，因为这类饮料会加速酒精的吸收。高血压、高血脂、冠心病患者应忌白酒。

### 黄酒

黄酒是以糯米、籼米和粳米为原料，经过发酵压制而成，酒精浓度为15°左右。其酒味醇厚，含有丰富的氨基酸和维生素。烹调中加点黄酒，可以去除腥味。



### 啤酒

啤酒在发酵、蒸馏等过程中，许多营养成分被破坏，真正保留在其中的营养既少也不全面。啤酒本身的热量并不高，但由于酒精含量低，不容易醉，人们往往会不知不觉喝进大量的啤酒，导致热量摄入超标的同时，胃容积扩大，久而久之发展成为“啤酒肚”。

### 葡萄酒

从营养角度考虑，最值得推崇的当属果酒中的葡萄酒了。对葡萄酒的广泛认可，要从“法国矛盾”谈起。法国人喜食肉类、鹅肝、奶酪等脂肪含量高的食品。然而，心脏病的死亡率却比美国和英国少一半，而且法国的人均寿命也是世界上最长的国家之一。这种现象被称为“法国矛盾”。在著名的“法国矛盾”研究过程中，受到格外关注的就是葡萄酒。葡萄酒中含有多种植物化学物质．如白藜芦醇、原花青素等黄酮类物质具有抗氧化作用；多酚能抑制血小板的凝集，防止血栓形成，对预防心血管疾病及延缓衰老有一定作用。

饮酒的关键是有度，适度饮酒可能有利于心血管健康，大量饮酒适得其反，有害于心血管的健康，损害肝脏，增加交通事故。喜爱饮酒者要限量。不饮酒者，不倡导通过饮酒来预防心血管病。

## 科学补钙

人体骨密度的最高峰值是在30～35岁，此时骨头中的含钙量最高。35岁以后，人体中钙的流失速度越来越快，骨密度逐年下降。因此应在30岁之前注意从膳食中补充钙元素，尽量延长骨密度的高峰值，从而预防和推迟骨质疏松的发生。最需要补充钙的是儿童、孕妇、乳母和老年人。

### 少年儿童补钙不仅仅是为了骨骼强健

钙摄入不足是一个全球性普遍存在的问题。我国96%的居民每天摄取的钙还不到中国营养学会推荐量的一半（800毫克/天）。54%的少年儿童血清维生素D水平低下。钙和维生素D摄入不足的危害不仅局限在骨骼疾病上。越来越多的证据显示，膳食钙和维生素D在肥胖、能量代谢和胰岛素抵抗方面起着重要的作用。增加钙摄入可以降低血清总胆固醇、低密度脂蛋白胆固醇（坏胆固醇）和甘油三酯水平，升高高密度脂蛋白胆固醇（好胆固醇）水平。同时，血清钙和维生素D水平降低是葡萄糖平衡发生异常的危险因素。因此，保证每日摄入足够的钙还可以降低2型糖尿病的发病率。

### 解决缺钙问题，膳食补钙是首选

牛奶、羊奶及各种乳制品是补钙的不错选择，其次是鱼虾、贝壳类海鲜；肉类、鸡蛋和萝卜的含钙量也比较高。

牛奶不仅是优质蛋白质的来源，而且也是含钙丰富的食品。每100毫升牛奶含钙量达120毫克，并且人体对牛奶中钙的吸收率达到40%以上。如果每天喝250毫升牛奶可以获得300毫克的钙，相当于中国营养学会推荐的钙供给标准的40%。

在进食富含草酸的蔬菜（如菠菜、苋菜、空心菜、竹笋、茭白等）前最好用开水烫一下，以减少草酸含量。因为草酸会与钙结合生成草酸盐沉淀，抑制钙的吸收。

为了提高钙吸收率，还要多晒太阳，适当补充维生素 D，因为维生素 D 能够促进钙的吸收。

如果有需要，可以在医生指导下服用钙补充剂和维生素 D 补充剂，不建议自行选用。因为过量补钙，会引起血液中血钙含量过高，可能导致高钙血症，并引起并发症，如肾结石、血管钙化等。

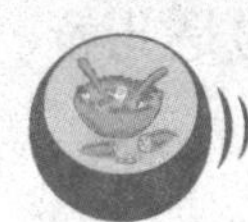

## 科学补铁

铁是人体必需的一种无机盐，在我们体内发挥着重要作用，比如参与氧气和二氧化碳的运输，提高人体免疫力等。铁缺乏会造成贫血。2002 年的营养调查显示，我国缺铁性贫血患病率为 20.1%，其中两岁以内婴幼儿和 60 岁以上老人贫血率分别为 31.1% 和 29.1%。由于月经失血等因素也是造成缺铁的原因，妇女也要注意补铁。



### 知识链接

**误区 1：怎样了解机体是否缺铁及铁的吸收情况**

**答案：**最简单的方法是测一下血红蛋白。

**误区 2：吃菠菜、用铁锅能不能预防缺铁**

**答案：**很多人认为吃菠菜、用铁锅可以补铁，是不对的。其实菠菜中的铁含量在叶菜中只处于中等水平（2.9 毫克/100 克），而且菠菜中的铁是以无机铁的形式存在，容易和植物中的酸类结合生成植酸铁、草酸铁等，不容易被人体消化吸收。

铁锅作为烹调工具，通过微小铁屑的脱落和铁的溶出可以增加食物中的铁含量。这样做虽好，但是铁锅中的铁元素多为元素铁，人体的吸收率有限。

### 改善蔬菜的烹调方法

蔬菜中的铁经常与蔬菜中存在的草酸、植酸等物质发生反应，形成沉淀，不容易被人体吸收。因为草酸很容易溶解在水中，利用焯的方法把蔬菜中影响铁吸收的草酸等物质尽可能的去掉来提高蔬菜中铁的可吸收率。

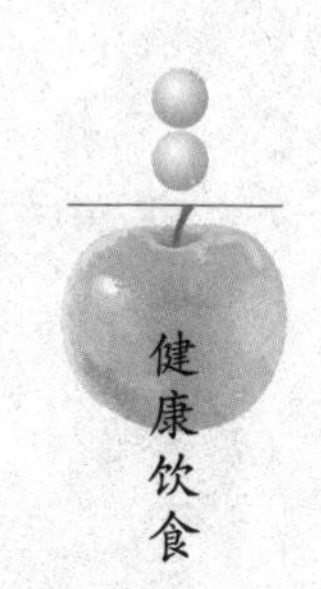


### 坚持营养均衡的膳食原则

动物性食物中的铁含量相对来讲高，而且容易被人体吸收。维生素 C 有助于铁的吸收。

### 食用铁酱油更科学

卫生部启动推广食用铁强化酱油项目，作为国家营养改善项目的一部分，旨在改善我国居民铁营养缺乏状况和控制缺铁性贫血。人们可以像食用碘盐来补碘那样，轻松补铁。



铁强化酱油是在普通酱油中添加了 EDTA 钠铁，容易被人体吸收。按每人每天食用铁酱油 15 毫升，铁的含量有 4 毫克，真正被人体吸收的铁是 0.4 毫克，这可以满足人体 40%～50% 的需要，能有效改善健康状况，并且不会造成铁过量。

### 饮用茶和咖啡要适量

茶叶中含有鞣酸，在肠道内和铁形成难溶的复合物，影响铁的吸收。咖啡也会抑制铁的吸收。

## 怎样健康吃火锅？

火锅作为传统美食，受到许多人的青睐，尤其是在寒冷的冬季。但是也有因为不懂得吃法而导致疾病的情况发生。那么怎样健康吃火锅呢？

吃火锅时，既要考虑材料的搭配，又要讲究食用方式，火候也

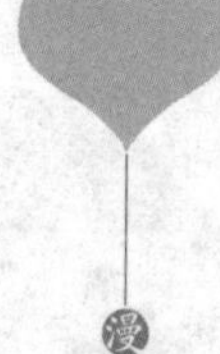



要掌握好，过生和过熟都会造成不良影响。

### 掌握火候

很多人在吃火锅时，追求鲜美嫩滑的口感，把食物在火锅里涮一下就下肚了。这样的吃法除了造成消化不良外，还很不卫生。许多食物，尤其是肉类，当中可能含有寄生虫，有人就是因为吃火锅得了寄生虫病。

最好按照食物的性质分批入锅，烧开再吃。先放肉类，再放蔬菜。值得注意的是，蔬菜煮的时间不宜过长。

### 不要冷、热混吃

吃火锅不能心急。刚从火锅中捞出的食物，温度很高，一不小心就会烫伤口腔和食管黏膜，不要马上送入口中，应放在碗内稍凉一下再吃。如果常吃温度高的食物，会破坏舌面的味觉，降低味觉功能。过烫的食物还能引起牙齿和上消化道病变；特别是那些本来就有口角炎（俗称烂嘴角）的人，吃了火锅更容易加重病情；容易发生反复口腔溃疡的人，吃了火锅后会较难以愈合。



另一方面，有些人因为怕烫，会趁势喝上一大杯冰镇啤酒或冰冻饮料。如此一冷一热，很容易造成胃部消化不良，引发腹泻或便秘，尤其是本身就有慢性胃病的人群，更容易诱发慢性病的急性发作。因此，吃火锅时不搭配喝冰冻饮料，选择一些蔬菜汁、乳品或植物蛋白饮料（酸奶、杏仁露等），起到刺激胃肠分泌，帮助消化的作用。

### 避免过辣刺激

麻辣口味的火锅底和配料深受欢迎，殊不知过度吃辣也会对人体产生危害。适量进食辣味食物可以促进人体排汗，增加体内散热，增添凉爽舒适感，同时助消化、增食欲。但麻辣调味料对消化道的刺激很大。过分食辣，使消化液分泌过多，引起肠胃黏膜充血、水肿、肠胃蠕动剧增，还会影响到人体内分泌，令人心跳加快，循环血量增加。慢性胃肠病、皮炎、结核、慢性支气管炎、肾炎以及高血压等疾病患者，不宜大量食用辣椒。

火锅调料，适宜选择淡醋、麻油等较清淡的佐料，少喝火锅辣汤。吃完火锅后多喝些开水，减轻对肠胃的刺激。



### 控制进餐时间和食量

人们吃火锅时往往会边吃边聊，有时连续几个小时，这样会大大增加消化道的负担。由于胃不断地接受食物，致使胃液、胆汁、胰液等消化液不停地分泌工作，消化道无法正常、规律地休息。而吃得太饱、太杂可能会引起胃肠功能紊乱，出现恶心、呕吐、腹痛和腹泻等症状，诱发急性胃肠炎、胆囊炎，甚至胰腺炎。

另外，火锅汤底长时间烧煮后，亚硝酸盐含量会大量增加，可能形成致癌物亚硝胺，健康威胁不容忽视。



### 荤素搭配

吃火锅时，注意荤素搭配，多吃些蔬菜、豆腐等维生素含量高的食物，不仅能够消油化腻，还能去火、解毒，是人体调补的“良药”。

### 少喝老汤

由于动物内脏、肉类、海鲜、蘑菇等食物中的嘌呤类物质能够溶解在汤中，过量饮用老汤容易造成嘌呤沉积，经肝脏代谢成尿酸，使肾功能减退、排泄受阻，诱发或加重痛风。痛风患者不要喝老汤。吃火锅时要多喝水，以利尿酸的排出。

喜欢喝汤要趁早，时间涮得越久，汤中所含的有害残留物，如亚硝酸盐的含量就越高，由此引发疾病的可能性就越大。

人类健康并没有随着工业化的进展、社会经济的发展和科技的进步而完善，反而在我们尽情享受现代文明成果的同时，“生活方式病”日益流行，正威胁着我们的健康与生命。这一新的疾病谱——人类的心脑血管疾病的防治——正是人类历史上征服疾病的第二次卫生革命的对象。表现尤为明显的是现今儿童营养比15或20年前好多了，但体质非但没有随之改善，反而有下降的趋势。

女性问题也很严重：16～18岁已达到生理上的成熟，机体从此走向退化、衰老；以后每过一年，心脏泵血能力就降低1%；30岁后每隔10年，身体丧失3%～5%的肌纤维；一到中年，就开始有发胖迹象，29%的血管变窄，心脏负担加重；60岁后肌力丧失10%～30%；70岁后几乎每天都会感到无精打采，身体灵活度降低20%～30%；75岁后每况愈下，体循环中含氧量减少29%之多。

不少人在拥有珍宝时，并未真正认识到它的珍贵，在永远失去之后才觉得痛心疾首。人生最珍贵的东西莫过于健康，所以行动起来吧，请珍惜你的健康。

# 科学运动

KE XUE YUN DONG

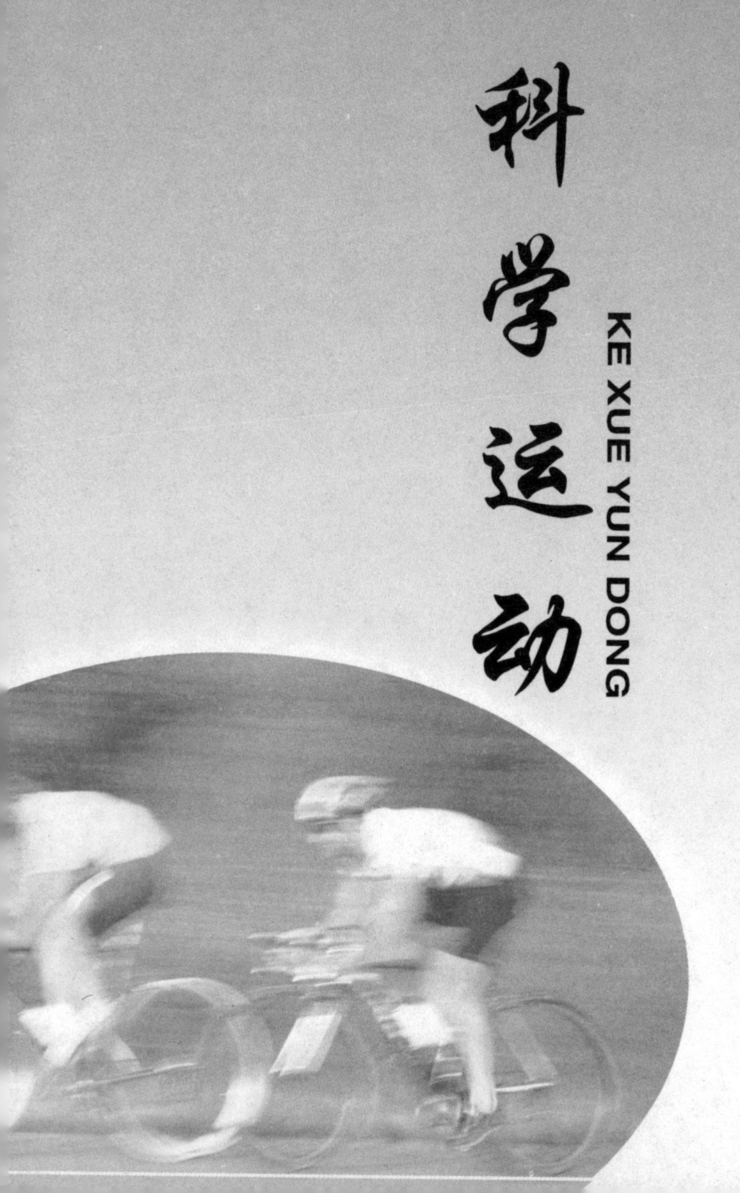

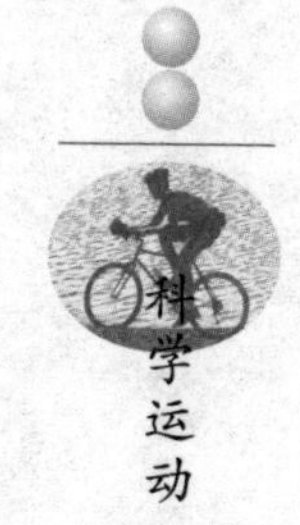




# 第六章　健康未来不是梦

我们先来听一个故事，那是一个传奇，一个由美国“有氧代谢之父”肯尼斯·库珀博士用亲身经历书写的美国当代医学界公认的奇迹。

库珀苦学8年获得了医学博士学位，在此之后成为了一名心内科医生。篮球、中长跑和水上运动是中学与大学时代的肯尼斯·库珀广泛涉猎的体育活动。但在攻读博士学位的4年中，运动中止、饮食过量，体重从77公斤增长至92公斤，血压上升。毕业后繁忙的工作常使他感到精疲力竭。因为工作前后形成的不良生活方式，导致了库珀肥胖、全身无力和睡眠不好，以至于不能坚持紧张的工作。于是库珀对自己和周围人们的健康状况进行反思，决心从自己的事例中找出缺乏运动、精神紧张、不良饮食习惯以及肥胖与健康的关系，最终做出了一个惊人的决定，重新回到母校哈佛大学研读了公共卫生学的硕士，将自己的人生定位从健康的“下游”挪到了“上游”。通过跑步和合理饮食，库珀的体重从最终的95公斤下降到77公斤。美国总统卡特、布什、克林顿都接受过库珀有氧代谢的指导训练。

库珀“预防比治疗更重要”的理论已经经过了几十年的实践验证。他首推的有氧代谢运动使20世纪60年代曾猖獗美国并导致死亡率第一位的心血管疾病在80年代就得到了一定程度的有效控制。美国是开展有氧代谢运动最早、最广泛的国家。美国人类健康统计中心公布的数字表明，1968年仅24%的美国成年人参加跑步运动，1984年增加到59%。同期，美国心肌梗死死亡率下降37%，脑卒中死亡率下降50%，高血压死亡率下降60%，人均寿命从70岁增至75岁。这一成就是美国历史上从未有过的。

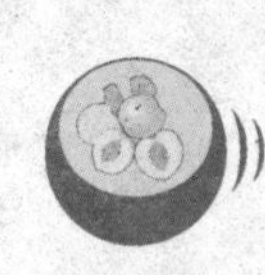

## 有氧代谢运动是增进健康的最佳方式

人类的健康来源于科学的运动，并非任何运动都有益于健康，也不是运动量越大，越剧烈，出汗越多，运动后越疲劳就越有效。有氧代谢运动才是增进健康的最佳方式。

有氧代谢运动是指以增强人体吸入、输送与使用氧气为目的的耐久性运动，在整个运动过程中，人体吸入的氧气大体与需求相等。人体运动时需要的能量来源于体内营养物质的化学反应分解释放，这些分解释放能量的过程需要氧气。体内这一系列需要氧气才能进行的化学反应就称为有氧代谢。也就是说，人在运动中需要增加氧气的供给，而在有氧代谢运动的同时机体自身通过适度加快心跳与呼吸就可以满足这一需求，实现氧气供与需的平衡。



以跑步为例，中长跑（800、1500 米）属于半有氧代谢、半无氧代谢运动。再长的距离就以有氧代谢为主了，因为肌肉不可能在缺氧的情况下工作这么长时间。

平衡是有氧代谢运动的核心概念。平衡是健康之本，它包括机体动与静的平衡，心理上紧张与松弛的平衡，以及新陈代谢的平衡。

### 改善心脏功能，防止心脏病的发生

氧气吸入肺部以后，要靠心脏跳动的挤压才能由血液输送到全身。有氧代谢运动的特点是使心肌变得强壮，跳得更有力，每次跳动能挤压出更多的血液，同时改善了心脏本身的血液供应。

另外，医学研究证明，有氧代谢运动能提高血液胆固醇中的高密度脂蛋白胆固醇，也就是所谓“好胆固醇”的比例，从而减少了发生冠心病和动脉粥样硬化的可能性。

### 控制高血压

有研究表明，对于高血压患者而言，有氧代谢运动可以使收缩压和舒张压分别下降 11 和 6 毫米汞柱，甚至更大些。对于血压正常人群，有氧代谢运动对血压的影响较小。

高血压患者往往不单纯表现为血压增高，还常常容易合并肥胖、糖尿病和血脂升高。坚持有氧代谢运动不仅有益于血压控制，而且有利于减肥、降血脂和控制糖尿病，全面改善健康状况。体重的控制又促进血压下降，因而步入良性循环。

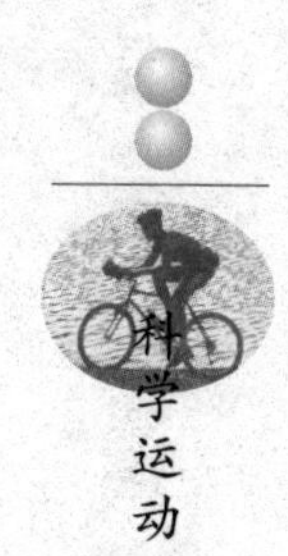


### 减少体内脂肪，预防与肥胖相关的疾病

体力活动不足与饮食过量会引起体重与体脂的增加。当肥胖发展到一定程度，患冠心病、高血压和糖尿病的可能性就大大增加。有氧代谢运动加上适当的饮食控制，能最有效地除去体内多余的脂肪，而且不会像不科学的减肥方法那样使人体损失肌肉成分，使人疲乏无力。运动燃烧热量，同时也会增加人体肌肉含量，使身体更加强壮。如果坚持每天两次快步行走（每分钟走 120 米），每次 20 分钟，两周即可减掉近半公斤，一年消耗 12 公斤纯脂肪。



### 增强肺功能

有氧代谢运动使得锻炼者呼吸加深加快，从而提高了肺活量，提高了吸入氧气的能力。

### 增加骨骼密度，防止骨质疏松

随着年龄的增长，人体骨骼中的钙渐渐减少，因此骨头变得松脆易折，这就是为什么老年人常发生骨折的原因。有氧代谢运动，尤其是走、跑和健身操练习，骨骼需要支撑体重，能够有效防止钙的损失与骨骼强度的降低。

### 改善心理状态，增加应对生活中各种压力的能力

从精神卫生意义上讲，有氧代谢运动是最理想的调节紧张、完善性格的方式。因为有氧代谢运动不仅仅对呼吸系统、血液循环系统、骨骼肌肉、消化系统、内分泌系统以及神经调节系统有好处，同时也锻炼了你的意志和耐力。

美国曾就有氧代谢运动调节紧张的作用做了大量的妇女调查研究工作。调查表明，一般不常运动的妇女的静态心率为75～80次/分，但是经过一段时间的小量有氧代谢运动后，她们的静态心率明显的下降至60～65次/分。

这种受过“锻炼”的心脏的效率大大提高了，心脏每次搏动收缩泵出的血液多了，血流速度减慢了，从而使导致紧张的肾上腺素分泌减少。这样，即使是处在紧张的状态之下，心率的减慢所带来的一系列反应也会使我们沉着冷静，能很好地控制自己的情绪。

所以，持之以恒的有氧代谢运动不仅带给我们健美的体魄，同时也从根本上达到了控制紧张的目的，并潜移默化地改变着我们的性格，使我们在有氧代谢运动中更加趋于成熟与完善。

### 最有效的衰老抵抗



大量研究证明，1小时有氧代谢运动能使衰老迟到2.5小时。

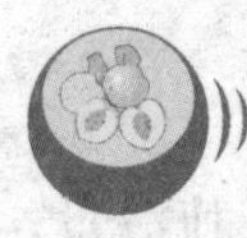

## 不能改善心血管系统功能的运动方式

除了有氧代谢运动以外，还有许多别的体育活动。为什么有氧代谢运动如此重要，如此不可替代呢？下面我们将分析另外4种基本运动形式，从中得出结论。

### 静力运动

运动时在不改变人体姿态和不移动关节角度的情况下收缩用力。例如：推一面墙，或者保持膝关节90°蹲（马步）。实践证明，在合理安排的情况下，静力运动可以增强肌肉的力量，但丝毫不能提高心血管系统的功能。不但如此，四肢的静态用力还会短暂地使人的血压升高，所以有心脏病与高血压的患者不应从事静力运动，在生活中也要避免搬动过重的物件。

### 等张运动

最典型的等张运动就是举重练习，肌肉在克服阻力的同时改变关节角度。这种锻炼可以有效增加肌纤维的体积和力量，但与静力运动一样，传统的举重不能提高人的耐力和心肺功能。原因是举重要求短时间、高强度的肌肉收缩，而这种活动是无法影响到全身的。唯一的例外是“循环练习”，即合理安排的等动肌肉运动。

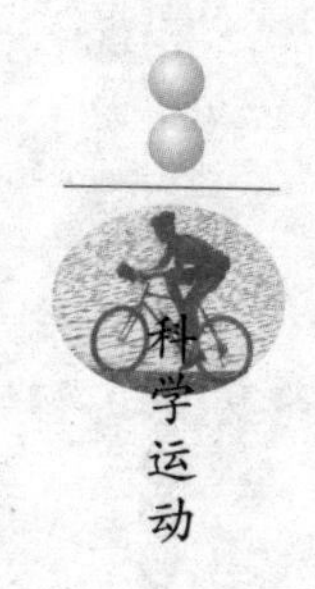



### 等动肌肉运动

等动肌肉运动也是力量练习，不同的是练习者需要将规范动作归还到出发点，而不是靠地心引力放下杠铃或哑铃等重物。通过一系列安排紧凑、强度低、重复次数多和连续不间断的循环练习，这种双向的肌肉收缩可以产生有氧代谢运动的效果。

例如，可以把腿、臂、胸、背、腰、腹等不同肌群的力量练习串起来做，选择30%~40%的重量（如果你的最大负重是100公斤，就选择30~40公斤的重量），每组做30秒，练习中两组之间的休息时间不超过20秒，这样循环2~3次就是一次锻炼。还有一种要求更高的“超级循环”，就是在两组力量练习之间不休息，而是跳绳或跑步30秒。这样的效果更好。



循环练习虽然能够提高心血管系统功能，但它要求有较完善的设备和专用的练习时间。因为在循环中如果出现较长时间的中断就失去意义了。另一个问题是循环练习要求的技术含量较高，并且非常艰苦，没有一定锻炼基础的人很难承受。

### 无氧代谢运动

无氧代谢运动是指肌肉在没有持续的氧气补给的情况下工作。正因为没有氧气，所以能量的使用不充分，运动时间也受到限制。典型的无氧代谢运动是100米、200米赛跑，以及各种高强度、短时间的项目，譬如跳高、跳远、投掷等。

这些运动是对人体力量与速度极限的不断挑战与突破，但不利

于人体健康。高血压患者从事这些活动，无疑会导致血压急剧增高，甚至发生脑出血的严重后果。

在1977年，曾有一位1976年蒙特利尔奥运会的百米冠军在原地跑步器上只走了16分钟就筋疲力尽了，测试的得分是“差”。但2天后，他又在田径比赛中跑出了好成绩。这是怎么回事呢？原因是：

体育训练的专门化原则限制了这位短跑明星心血管系统耐力的发展。

值得一提的是，全面与平衡是一个重要的原则，各种运动形式并非是互相排斥或者绝对独立的。在有些运动项目中，它们同等重要，最典型的是篮球、足球和中长跑。对于普通锻炼者来说，把力量练习、柔韧性练习（太极拳、瑜伽等）和有氧代谢运动综合起来会得到最佳的锻炼效果。从下面的表格中，我们可以看到单纯耐力练习，单纯力量练习，或是二者综合练习的效果（表2）。



**表2　锻炼方式对身体的影响**

| 锻炼方式 | 有氧代谢能力 | 力量 |
|---|---|---|
| 单纯力量练习 | 没变化 | 增长30% |
| 单纯耐力练习 | 增长15%~25% | 增长1%~12% |
| 二者循环练习 | 增长5% | 增长18% |
| 超级循环练习 | 增长12% | 增长23% |

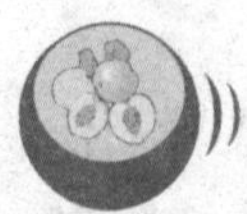

## 有氧代谢运动的“质”与“量”

有氧代谢运动的特点是强度低、有节奏、不中断和持续时间较长。一般讲，其对技巧要求不高，因而方便易行，容易坚持。有氧代谢运动的常见种类包括步行、跑步、骑车、游泳、跳健身舞、做健身操、扭秧歌、滑雪、跳绳等一些中强度但持续时间较长的运动项目。无论年龄和性别，有氧代谢运动都对促进身体健康、增强体质、治疗慢性疾病具有重要作用。

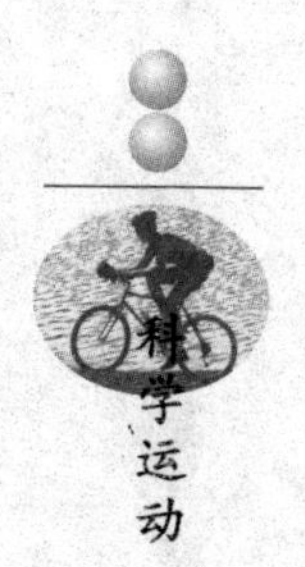


### 有氧代谢运动的质量是关键

**质**，就是在锻炼中的心率要达到“有效心率范围”，并在这个区域保持20分钟以上。

**知识链接**

一般健康人的最大心率用公式近似推导：

最大心率=220－年龄

更简单的记法是：20岁的人最大心率大约是每分钟200次，30岁的人190次，40岁的人180次，50岁的人170次，60岁的人160次。



运动时，心率在最大心率的50%以下时，健身效果不明显。所以有效健身的心率应当是达到最大心率的50%以上。但是最好不要超过85%。

每个人要根据自己的年龄和身体情况选择适宜的运动量。刚开始锻炼时，选择最大心率的百分数低一些，经过一段时间适应后，再逐渐加大运动量，不断提高健身效果。

保持脉搏在最大心率的60%～70%范围内，可以杜绝事故的发生。如果心率达到了最大心率的80%，心脏就要承受更多负担。为了防止事故，要慎重。

为了健康，人们应该保持一定运动量，坚持长期锻炼，锻炼时心率应是最大心率的60%～70%。

### 如何测心率?

将右手中间3个手指的指肚轻放在颈部（锁骨上面）或左手的手腕处（如同中医号脉），就可以数出心脏跳动的次数（心率）。也可以直接将手放在胸部摸到心跳。脉搏搏动的次数，也相当于计数15秒的脉搏数，再乘以4，这样就知道每分钟的心率了。

另外，除非有特别的仪器，一个人在运动中是无法自测心率脉搏的。因此，最可行的方法是在运动刚结束时立即把脉，数15秒钟再乘以4。通常，从停下来到摸到脉搏、看表，大约需要15~20秒，所以建议在测得的心率数上再加10%。举例来说，测出15秒钟的心率为40，乘以4是160，再加上16，就得到你运动中的心率是每分钟176。



**量**，就是每次至少持续20分钟的耐力运动，每周3次；每周4次，每次20分钟，收效更明显；每周5次，每次20~30分钟，进步最快。不必要天天练。因为天天锻炼的成效不比每周锻炼5次大多少，但受伤的可能性增加。

运动断断续续的效果不好，只有连续运动20分钟或更久才有利于燃烧体内多余的脂肪，有利于减重、降血压、降血糖和调血脂。

### 运动要循序渐进，千万不要突击作业

科学合理的做法是从小运动量开始，逐步加大运动量。一般来说，轻度运动是指散步、慢跑、慢骑车、扭秧歌等；重度运动是指快跑、快骑车、滑雪、游泳、球类运动等；强度和时间介于两者之间的为中度运动。

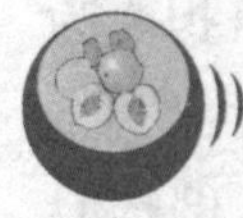

## 体检在先

有氧代谢运动必须达到一定的“质”与“量”，你能承受吗?实施计划前做一次全面体检，这对40岁以上的人尤为重要。不要漏

查运动心电图，即在踏车或活动平板上行走时进行心电图的监测与记录。如果查出心脏缺血就要在医生指导下运动，运动中一旦出现身体不适，要及时找医生查明原因。高血压患者需要做静息时的常规心电图。对于有其他冠心病危险因素，诸如吸烟、肥胖或高血脂的患者，超声心动图有助于发现左心室肥厚。有左心室肥厚的患者，运动量要小。

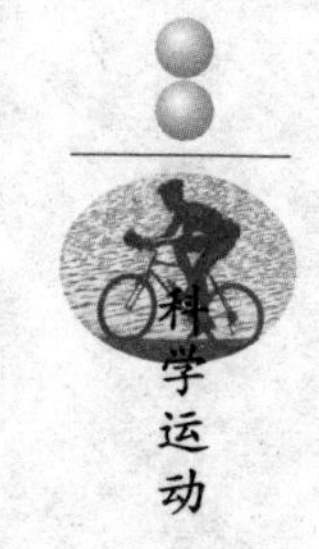


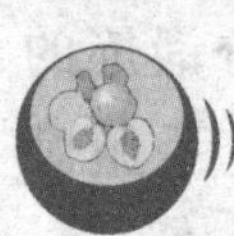

## 有氧代谢运动的过程

### 准备活动

准备活动通常需要 5 ~ 10 分钟。准备活动对各种体育活动以至运动训练都是非常重要的，忽视了这一环节可能会造成肌肉酸痛、关节韧带损伤等不良后果，甚至发生因为突然进入大强度运动而引起的头晕、恶心等症状。



一般来说，准备活动有两个目的：一是活动各个关节与肌群，提高其温度，增加其弹性以适应将要进行的运动。二是逐渐提高心率，让心血管系统做好大强度运动的准备，安全地进行锻炼。

### 有氧代谢运动

这是整个运动的核心。理想的有氧代谢运动必须符合以下 3 个标准：

（1）全面、大肌肉群的活动，并提高锻炼者的心率到“有效心率范围”，持续 20 分钟以上；

（2）简单易行，有兴趣，能使锻炼者在较长一段时间从事的运动项目；

（3）受条件限制较少，能在大多数场合和气候条件下进行。

### 放松整理

经过比较剧烈的 20 ~ 30 分钟耐力锻炼之后，若突然停止运动，

或坐或躺都是十分有害的。因为肌肉突然停止运动会妨碍血液回流到心脏，从而造成大脑缺血，人会感到头晕，甚至失去知觉。

正确的做法是放慢速度，继续运动3～5分钟，同时做些上肢活动，让心率慢慢降下来。

### 肌力练习

肌力练习主要是针对一些在耐力活动中没有得到充分锻炼的肌群，例如行走运动时的上肢和腰腹。锻炼者可以做徒手俯卧撑、引体向上、仰卧起坐，也可以进行举重练习。

### 柔韧性练习

最后再进行几分钟**柔韧性练习**，整个锻炼就可以结束了。比较安全有效的柔韧性练习方式是坐在地上或躺在垫子上进行静力伸展活动，保持某一部分肌肉韧带在被牵拉的状态下静止30秒至1分钟。这比反复震颤的动作好。



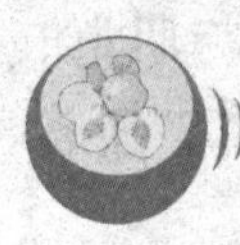

## 使运动成为兴趣和生活的一部分

你也许认为自己没有时间进行锻炼。那么，你是否有时间看电视呢？花越多的时间看电视，你就越容易超重。为什么不每天拿出看电视的半小时用于锻炼或者学习一个低脂菜肴的烹调方法呢？

锻炼，为了健康和快乐。

实际上，锻炼可以被融入日常生活和工作节奏当中。利用午休的10分钟时间进行步行；步行到报摊去买报纸；爬楼梯而不是坐电梯；去远一些的公园，而不是最近的那个。你会惊奇地发现，这些小小的改变会带来多大的变化。

如同我们每天刷牙一样，使锻炼成为习惯。别人的鼓励也会使一切变得更加容易。向家人或朋友寻求支持，说不定他们还想和你一起加入锻炼的行列呢。

## 知识链接

刚才我们讨论了严格意义上的有氧代谢运动。在具体操作时，你不用一次性完成所有的运动。在一天之中，从这儿或那儿抽出 10 分钟进行运动，最终使全天的运动时间加起来达到 20 分钟。毕竟，运动总比不动强。

同时，运动并不总是枯燥乏味的，它们可以变得十分有趣。简单地选择可以促进心脏功能的运动。看看以下列出的运动项目，我们并不陌生：

—参加对抗性训练或者参加健身操课程

—步行（户外或在大商场里）

—游泳会收到良好的效果

—参加舞蹈课程

—骑自行车

—遛狗

—参加运动队

写出自己的其他想法：

☐ ________________________________

☐ ________________________________

☐ ________________________________

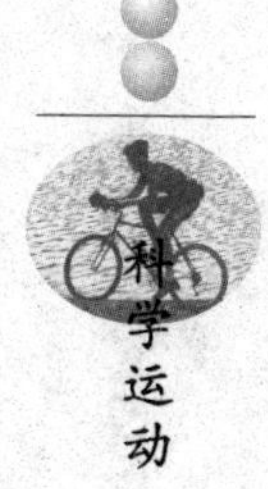





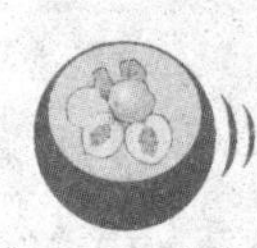

## 有氧代谢运动，快走为先

锻炼身体并不意味着一定要去健身房或购买特殊的运动设备。快走是最安全的有氧代谢运动项目，更是老年人的明智选择。当然，慢跑也是很好的运动项目，只是与快走相比更容易造成关节、韧带的损伤。

为什么呢？原因是快走时双脚与地面基本上是水平接触，无论是双脚对地面的作用力还是地面对双脚的反作用力都相对较小。而慢跑时，由于速度相对较快，双脚与地面的碰撞力较大，因而地面的反弹力也较大，较大的反作用力长时间作用于踝关节，会带来损伤。

快步行走可以使人们获得理想的耐力，又不会因为运动量过大而刺激产生过多有害的自由基，也没有损伤骨骼和肌肉的危险。有一项研究证明了这一点，该研究对 102 名绝经前妇女监测 6 个月。她们被分为对照组（不改变日常生活习惯）和 3 个步行组。研究者鼓励步行者每周走 5 次，每次走 4800 米，但每一组所设定的速度不同。第一组速度为每 1600 米用 20 分钟，共走 60 分钟；第二组为每 1600 米用 15 分钟，共走 45 分钟；第三组为每 1600 米用 12 分钟，共走 36 分钟。这样运动 6 个月之后，步行者的健康状况都有所提高：第一组耐力提高 4%；第二组耐力提高 9%；第三组耐力提高了 16%。研究结果还显示，第三组（12 分钟走 1600 米）收到了最充分的健康效果，也相当于用 9 分钟跑步 1600 米的同样效果。三组人中没有发现任何肌肉、骨骼或韧带出现问题。但如果进行慢跑，这一年龄组的妇女至少会有 1/3 的人出现不同程度的骨、关节或韧带损伤。

**知识链接**

自由基为体内的代谢产物，经氧化形成的离子状态，会与血管壁和体内其他代谢物质结合，对身体产生不良影响。

不同年龄段的人关于时间的安排是一致的。先轻松地走上 5 ~ 15 分钟，再以中等强度走 15 ~ 30 分钟，最后鼓励将行走时间增加到 30 分钟。

### 把脉求安全有效

走慢了可不管用。运动中必须达到“有效心率范围”。

具体到快走这项运动，20 岁的人走时脉搏应在每分钟 120 ~ 140 之间，30 岁的人是 115 ~ 130，40 岁的人是 110 ~ 125，50 岁的人是 100 ~ 120，60 岁的人是 95 ~ 110。

通过脉搏就能获知运动强度，这给我们带来了一定的方便，使“走路”成为一项相当安全有效运动。

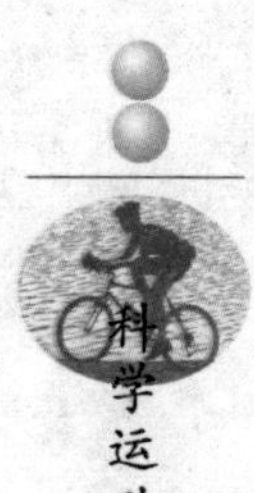


### 带瓶水上路

大约在 10 年前，人们还认为运动时不应饮水，即使长时间、大运动量的运动也不提倡饮水。持这种观点的人认为，饮水会加重疲劳，使胃肠不适。

现在的看法完全改变了，主张想喝就喝。理由是想喝水就表明人体需要水，当身体水分不足时，坚持运动易感疲劳。此外，水分不足，血液浓度升高，有时甚至会导致脑血管堵塞的严重后果。



但是，喝水还是应有节制。一般是，在走的中间想喝点儿水，就喝。刚走完时，可以补充由于出汗失去的一部分水分，另一部分应在一两个小时后再补充。不要一下子摄入大量水分，否则就会容易感到疲劳，而且增加胃的负担。

**知识链接**

人若失去相当于体重 10% 的水分，就有生命危险。实际上，若失去5% 的水分，人体就已经面临很大危险了。

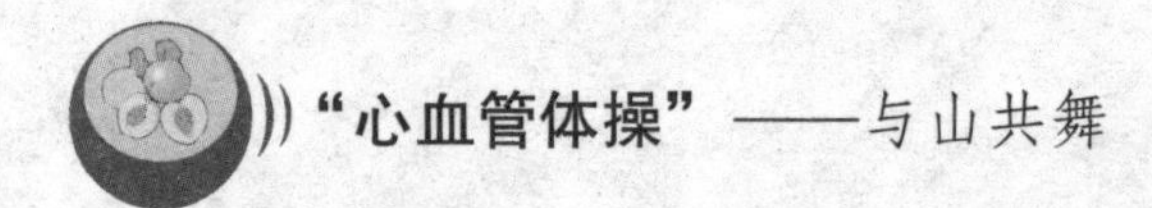

## “心血管体操”——与山共舞

人在爬山时每一步都需要付出比平时大许多倍的体力。爬山者

有一个共同的感觉：心跳加速、呼吸频率加快。初爬者还有很强的肌肉疲劳感。这种由肌肉耗能形成的人体心血管系统运动，被称为“心血管体操”。

### 爬山形成了独特的心血管运动特点

（1）双腿交替攀登，使双腿肌肉收缩，肌肉间隙中的压力升高，静脉血管受到挤压，使回心血流加速；而肌肉松弛时，肌肉间隙中压力降低能从毛细血管和动脉吸引血流，再向心房方向推送。由此可见，骨骼肌收缩与放松的节律运动促进了血液回流，这对心脏起到了辅助泵的作用。

（2）爬山中的双腿运动能克服重力影响，有效降低下肢的静脉压，减少下肢血液淤滞。

（3）爬山的运动节律平稳，血流量对血管壁的压力比较固定，这种平稳和固定作用在肌肉压力下对血管壁作“按摩”，对恢复血管的弹性有着积极的作用。



（4）从对心脏的影响上看，爬山姿势正确，对心脏的负担反而不大。不过，有心脏病的患者还是要遵照医嘱，量力而为。

### 爬山是一门艺术

有人超出体力向山上行进，造成心动过速；有人长期爬山，却感觉体能没有进展。

以上这两个问题的解决办法同样是要密切注意运动时的心率。保持心率在最大心率的60%～85%范围之内，爬山运动就是安全、有效的；如果超过85%的最大心率，要适当减慢爬山的速度，做深呼吸，放松、整理，等到心率减至“有效心率范围”内，再继续保持。

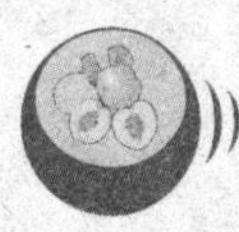

## 谨防过度运动

锻炼身体可以带来益处，如果运动不得当，就会存在风险。最常见的风险多与骨骼肌肉损伤有关。损伤的危险性随着运动强度、频度和时间的增加而加大，不同的运动形式引起损伤的风险也不一样。

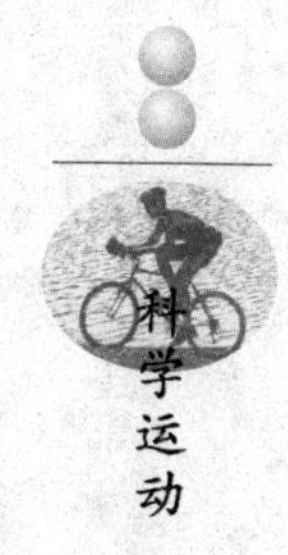


较严重但罕见的运动并发症是心肌梗死或心源性猝死。许多事实证明，剧烈的体力或情绪变化，可能促使心脏快速搏动，并可能造成致命的心脏性猝死。发生过这样一个故事：一位有氧代谢运动的忠实崇拜者在一天晨练长跑时倒地猝死。后来查明他的运动量超过了极限。并且，他有冠心病的基因，几代人中都有死于冠心病的先例。事实上，他是一名不稳定斑块破裂形成血栓的受害者。

**知识链接**

先评价再运动

有氧代谢运动是一种循序渐进的持续而温和的运动。

在儿童和年轻人当中，与运动相关的死亡并不常见。但如果患有先天性心脏血管畸形，长 QT 综合征或心肌炎的青少年，则不能参加剧烈的体育活动，必须在医生的指导下进行适度的运动。

另外，过度的运动使身体产生过多的氧自由基，从而有碍于心血管健康。一位中年妇女 20 多年来一直坚持每天跑步 5000 米，近半年来却不能跑 5000 米了，而且稍微活动多一点儿就心慌气短，容易感冒。经检查确定，除了血压高、心率快以外，没有其他异常。医生认为，每天 5000 米的运动量超过了医生建议的有氧代谢运动量的范围。

但无论如何，锻炼身体所面临的危险与健康受益相比是微不足道的。尽管在剧烈的体力活动中，心脏性猝死的危险轻度升高，但健康收益远远大于危险。根据自己的年龄和身体状况合理地安排锻炼计划，就能把风险降为“0”。一组 43 项研究还表明，那些不运动或静

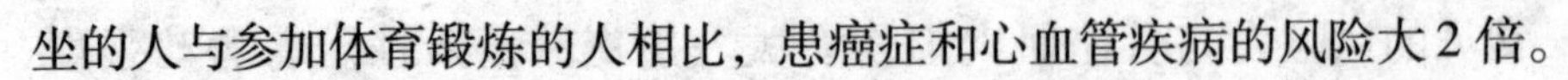

坐的人与参加体育锻炼的人相比，患癌症和心血管疾病的风险大 2 倍。

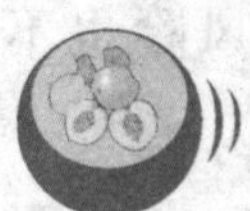

## 运动为智慧与健康添翅膀

人的智力活动主要是靠大脑的运动，而大脑的活动需要人体 1/4 的总供血量，1/5 的总供氧量。运动使经过脑的血流量增加，不仅延缓了脑细胞的衰老，而且可以提高神经的反应速度。科学证明，体育运动能促进大脑的发育，体育锻炼时能使大脑释放出一种特殊的化学物质（内啡肽），使人产生愉快的感觉，对发展智力、增加对病痛的耐受、提高记忆力有着良好的作用。

### 知识链接

许多与有氧代谢运动有关的健康及舒适感都与体内分泌的强大激素“内啡肽”有关。这种激素常在耐力性活动中分泌产生，是一种吗啡类物质，具有镇痛作用。在多数情况下（包括剧烈运动），内啡肽是由脑垂体分泌释放的。



大肌肉群参与运动，促进血液循环和能量代谢，可以将体内、体表的一些污物排出，给身体做一次“大扫除”；运动时肌体温度会达到 37 ~ 39℃，体温升高能将体内的一些细菌杀死；运动使控制汗腺的神经系统得到锻炼，使该系统可以更好地控制人体温度；全身血液循环加快，包括皮肤内小动脉、小静脉、动静脉吻合支血管和毛细血管都得到了尽量舒张和收缩，使得皮肤有更多的营养供应，相当于给皮肤做了一次按摩。

端详镜中的自己，是否肌肉少了，骨骼轻了，脂肪多了，整天背着十几斤多余的分量。坚持有氧代谢运动，能使迷人风采常在。

# 第七章　有氧代谢运动与儿童、青少年

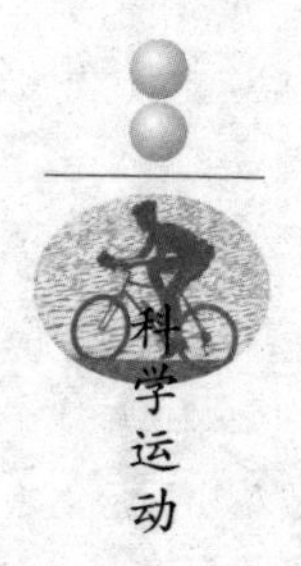


冠心病虽然致残致死在中老年，起病却是在青少年时期。心脑血管疾病的基础是动脉粥样硬化。身体内哪里有动脉血管，哪里就有可能发生动脉粥样硬化。

**我国已在9岁儿童中发现血管硬化。**

对死于意外事故的美国3岁以下儿童进行尸检时发现了大动脉内膜存在着脂肪纹。同样，在对美国因车祸死亡的20岁以下青少年心脏进行研究后发现，近20%已经存在冠状动脉内膜脂纹或轻度斑块。据Stray对1160例足月婴儿到29岁成年人的尸体解剖发现，在45%的婴儿中可以见到动脉内膜增厚，内膜下的细胞已经开始发生变化。Stray还发现一半以上的10～14岁儿童的冠状动脉细胞已经发生病变，其中，大约有8%的儿童有更明显的细胞外脂质聚积性改变。家族性高胆固醇血症是儿童引起脂蛋白代谢紊乱少见但严重的原因。患儿在十几岁甚至几岁就可能发生急性心肌梗死。



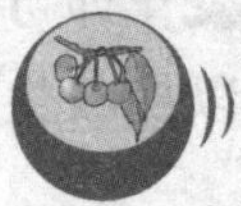

## 孩子们身处危险之中

**因为缺乏运动和与肥胖相关的疾病，人类历史上第一次**使孩子的生命将比自己的父母短暂。

新英格兰曾做过一次调查，约87%的高中学生承认在日常生活中缺乏足够的体育锻炼。一位学生说："我很为自己担忧。我父母在我这样的年龄参加的运动要比我现在多得多。看看他们现在，如果他们不太健康，那么等我到他们的年纪时，我将会是怎样的呢？"

坦白说，如果儿童、青少年在其成长岁月里继续保持不良的饮食和作息习惯，未来健康的机会就会减少。因此，对于年轻人来说，应该从小就开始定期参加运动，培养良好的生活习惯。

只要心血管危险因素足够强，儿童期间不但可能发生严重的动脉粥样硬化，而且还能出现急性心血管事件。

与超重并存，大多数超重的孩子体内至少还潜伏着一个导致心血管疾病的主要危险因素，例如：高胆固醇、高甘油三酯、高胰岛素或高血压等。

前面提到，动脉粥样硬化起病在孩童时期。这种情况更容易在超重儿童中发生。

成年后，超重儿童的心脏更有可能发展成不正常的肥厚心肌组织，将导致心脏病和心力衰竭的患病率增高。

超重的青少年有70%的可能性在成年后继续超重或肥胖。

超重肥胖的儿童成年后癌症危险增加。可谓一胖得百病。

就目前情况分析，超重儿童的比例将继续上升。



另外，动脉粥样硬化在很小的年龄就已经开始发生，需要大约20年以上的时间才开始显露出心血管病的症状，可是首次发作即可能猝死。如果从小养成平衡饮食和锻炼的生活习惯，就可以挽救生命，避免这种过早的突然死亡。

预防比治疗更重要，孩子的生活习惯还没有定型，他们的人生才刚刚开始，从小培养他们养成健康文明的生活方式，树立乐观向上的人生观。在生命的尽头，人们总想留给自己的孩子们最宝贵的东西。然而又有什么比幸福人生的金钥匙更宝贵呢？幸福人生，从心做起，从现在做起。

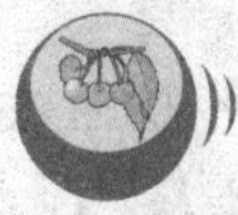

## 体育锻炼是否一定有明显的成效呢？

答案是肯定的。对18和19岁的美国空军人伍新兵进行的检查发现，每个人的健康状况与其来自哪个州有关。譬如，来自加利福尼亚的新兵与来自其他气候条件相似的南方州新兵进行比较发现，南方州新兵的体质明显较差。原因是加利福尼亚州所特有的是学校都有体育课。而当加利福尼亚州也开始停止体育课时，结果就出现了在短期内新兵的身体素质有明显下降。可以看出，体育锻炼的优点是非常显著的。

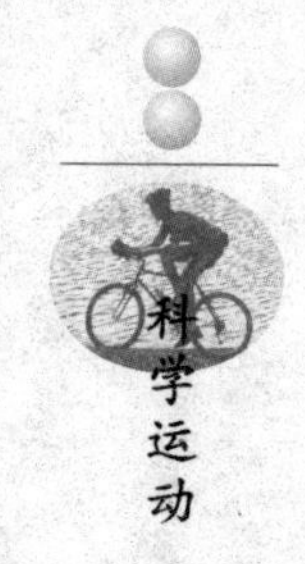


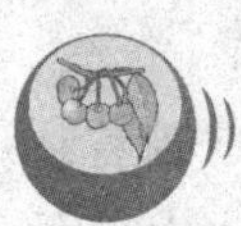

## 开始锻炼的最佳年龄是几岁？

孩子一出生就应该开始锻炼！鼓励他们用小腿和小臂去活动，如抓球或其他力所能及的活动。

至于有氧代谢运动，在10岁以前不应当鼓励孩子参加要求很高和时间过长的活动。因为10岁以下的儿童骨骼和肌肉发育尚未完善，因而在紧张的有氧代谢运动中容易造成损伤。



在达拉斯举行的一次马拉松比赛中，马拉松组委会参考了由孩子家长提供的长跑训练记录材料后，同意一名6岁的孩子参加比赛。尽管这个孩子惊人地完成了27公里的马拉松比赛，但由于严重的体液损失和电解质紊乱，赛后立即发生了严重抽筋及体温增高和精神错乱。庆幸的是，经过数天的静脉输液治疗后，孩子完全恢复了健康。此后，马拉松组委会将参赛者的年龄限制在了18岁以上。

进入4年级的儿童可以参加严格的体育训练和定期参加一些身体适应的运动。

孩子进入中学以后，循序渐进的有氧代谢运动应该成为他们生活中的一个重要组成部分。

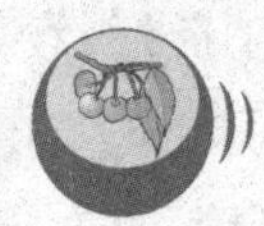

## 意志力的磨炼和自信心的培养

一位行政人员曾经谈起自己的体会："开始认为跑3公里对我来说简直是不可思议的事，但经过数月坚持不懈的努力，还是达到了这个标准。其收获后来在我生活中的其他方面也产生了影响。从此，

即便有大量的工作要做，我似乎也不再感到困惑了。对于情绪紧张似乎也有了更强的忍耐力。”

这位行政人员继续描述他在跑步中的一些经历时说：“现在，每天坚持跑步数公里的习惯，使我比以往任何时候都更加了解我自己。每次跑步结束时就会感到自己如同一台加满油的机器。我可以在情绪沮丧的状态下开始跑步，心里想着许多关心和焦虑的事情，但在跑步结束后，就会感到自己已经成为一个健全的整体，思维和身体也融为一体。”

有氧代谢运动能增加工作和学习的兴趣，潜移默化地影响着运动者的思维和情绪，以至于性格，有助于保持运动者的身体内部处于平衡状态，增强自信心和自我估价的改善，并且使诸如毅力和感觉这些看起来很难改变的品质发生变化成为可能。

曾有一位具有典型内向型性格的女性，总是躲避参加社交及聚会活动，从不愿意让人看到她穿短裤参加跑步。自从参加了有氧代谢运动后，她的态度发生了变化。她开始定期参加跑步，性格也得到了完全的改变，变成了一位典型的外向型女性。这位女性的性格变化，主要是自信心改善的结果。



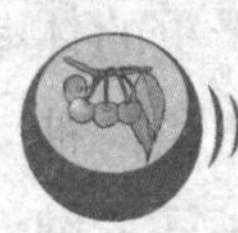

## 有氧代谢运动促进家庭和睦

家庭是儿童生活的主要场所，家庭对儿童的影响是潜移默化却又决不容忽视的。当父母缺乏与子女交流的经验时，会导致与子女间的接触减少。而在参加运动的家庭中，则有许多可以分享的乐趣，并且常常成为充分交流和关系融洽的原因。全家运动的习惯有助于增强父母与子女间的交流，尤其是增强家长和10岁左右子女间的交流。我们遇到过无数的家庭讲述他们是如何通过定期运动、良好饮食及其他有益于健康的活动，使得家庭成员间的障碍得以消除。

这里，应该提出一个警告：正如不能强迫孩子做其他事情一样，也不能强迫他们运动。除非他们自己喜欢，过分要求孩子只会激起他们憎恨和逃避，从而也导致了他们进一步的远离父母。

另外，一些好心的父母在尝试提高孩子适应性方面走得过了头。

一位父亲经常鼓励子女参加运动，而且在后院建了一个小巧别致的运动场。孩子每跑完一圈就可以获得50美分的奖励。这个方法开始时似乎很有效，孩子们为了挣钱常常跑得很远。然而当他停止给钱时，孩子们也就停止跑步了。

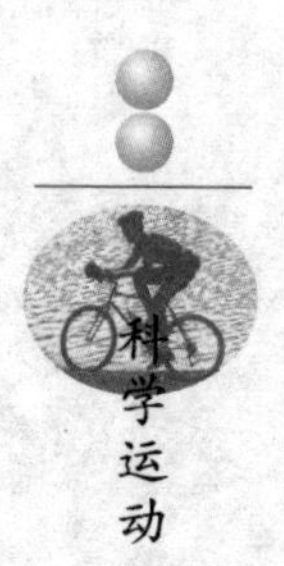


根据从参加运动的家庭中所得到的经验，鼓励孩子的正确方法是：家长为孩子做出榜样，而不是单纯强求孩子去完成。孩子们总是会模仿大人的，不论吸烟（坏习惯）、喝酒（坏习惯），还是运动（好习惯）。

鼓励孩子开动脑筋，寻找自己的兴趣。如果孩子对跑步不感兴趣，他也许喜欢足球。对于孩子的期待，应该与家长对于自己的期待相同，发现并鼓励孩子参加经他们自己选择，并且喜欢的有氧代谢运动。对整个家庭来说，运动就会变得自然和富有乐趣了。

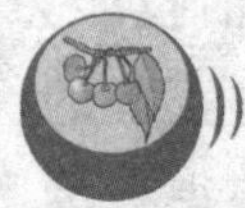

## 儿童体重控制的重点是防止体重增加，而不是积极减轻体重



儿童一旦肥胖，由于体内脂肪比例增高、酸性代谢产物排泄不充分，蓄积量增大，儿童会经常感觉疲乏、贪睡、不愿活动；又因为肥胖导致水、糖、脂肪代谢紊乱，高胰岛素血症，从而出现异常饥饿感，表现为嘴馋、特别贪吃。越是肥胖，越是贪食，越是懒惰，越不愿运动，在失去儿童天真活泼的天性的同时，也促成了惰性的养成，变得既贪吃又贪睡，越来越胖，形成恶性循环。儿童肥胖，长大后90%会变成大胖子。

### 知识链接

“增生性”肥胖是指脂肪细胞数目大量增加，并且常伴随细胞体积加大，这在小胖孩身上最容易体现。所以说，小胖孩本身细胞基数大，因此成年后更容易发生肥胖，程度也更严重。

然而，减重（人们俗称减肥）是个严肃的医学行为，儿童减肥在减少脂肪的同时，还必须保证身体和智力发育。儿童肥胖治疗与成人的不同之处在于防止体重增加比力求减轻体重更重要。“快速减肥”减掉的多是水分，脂肪没有减掉，因而效果不能持久。随着儿童的成长，身体组织的增加，减少或维持脂肪组织的恒定有助于体重的正常化。治疗儿童肥胖的最好、最有效的方法是鼓励整个家庭的运动和健康膳食习惯，而并非单单针对儿童本身。

所以，问题的关键不是要在计划时间内（一般为三个月、半年、一年或者更长的时间），将肥胖儿童的体重明显降下来，而是要在这样一段时间里帮助儿童和家长树立正确的健康观念（身体、心理和社会适应能力的三维立体健康观），帮助儿童下定自觉控制体重的决心。并且在一种比较轻松活泼的气氛中让儿童掌握一些生活技能。儿童的可塑性极大，在家长的鼓励和督促下，帮助他们树立正确的态度，转变不良的生活方式，使他们在今后的生活中逐渐获得行为的改变，从而达到自觉而科学的减重目的。



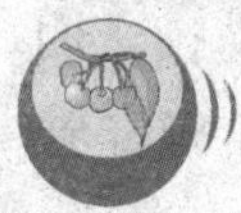

## 行动起来，珍惜健康

在没病的时候去防病，对多重危险因素在源头进行综合控制，把心脑血管疾病防治的重点从“下游”转到“上游”。

健康教育从青少年开始，引导他们从小养成健康文明的生活方式是十分必要。尤其从青少年时期培养好的生活习惯：不吸烟，管住嘴（合理平衡饮食），迈开腿（热爱和坚持运动），培养良好的心理素质，实现全面身心健康。把健康还给孩子们，也还给中国社会的未来。

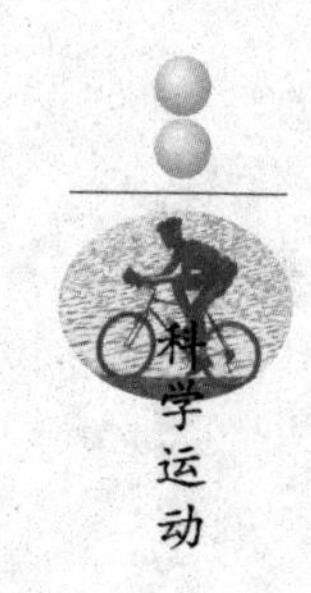

# 第八章　体重管理

知识链接

男性腰围应小于85厘米，女性腰围应小于80厘米。俗话说，腰带越长，寿命越短。

每周减轻0.5~1斤是合理的。如果超过了这个数字，那么减掉的很可能是水或肌肉，而不是脂肪。

不要将注意力集中在每天的体重增减上。每周最多称一次体重，但每次称重要在一天当中的同一时候。

谁也不会对当今社会的减肥风潮感到陌生。比如减肥食品的推销，或者有人承诺可以在30天减掉30斤。如果这些方法有效，为什么现今超过半数的美国人仍然超重？答案的关键词是“长期效果”。更为严重的是，不正确的减肥方法还会将身体健康推向危险的边缘。虽然也有一些安全有效的方法，但却没有教会人们如何防止体重反弹。

“减肥”的浪潮已经席卷我们很多年了，记不清哪一年这一词汇开始火爆起来，然后减肥药的种类和各种减肥方法就层出不穷，连中医的传统疗法“针灸”都出马了。还有一些人更干脆，直接节食，甚至减少饮水，最多的表现为不吃主食（我们在前文中提到，碳水化合物是人体必需的营养成分）。当然，也有运动减肥，或者多管齐下的。

先开始减肥的原因主要是女性追求美丽，后来又有一些心血管方面的医生站出来呼吁预防心血管疾病，把危险因素堵在源头，肥胖是心血管系统发病最早，也是最易掌握的征兆，所以一定要及时调整。于是，拥有了科学做武器，“减肥”的声威更响亮了。有美容院的宣传单上面承诺减肥疗效，效果居然是骨瘦如柴。可以很客观地说，这样的效果并不利于人体健康。

以上是把“体重管理”归纳为生活方式组成部分的原因，现在开始用“管理”来取代“控制”、“减掉”之类生活中经常冠以“体重”之前的词汇。并且，本章节中突出医生的作用，因为取得他们专业知识的支持在某些情况下是必须的，其基础是安全。

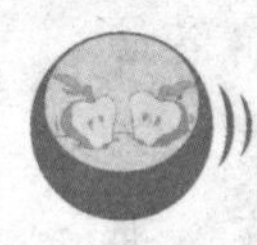

## 减肥不是时尚

有没有人告诉过你，需要减轻体重了？



起码在为自己的体重发愁之前，知道为什么要减轻体重。虽然有许多正当的理由支持我们减掉多余的体重，不过绝不是因为别人这样说，而是为了我们自己。因为我们希望自己无论看起来，还是自我感觉都变得更好。总而言之，我们希望生活更健康，快乐。

### 知识链接

减轻体重的关键在于：营养均衡和有规律的锻炼，养成良好的生活习惯，循序渐进。

无论如何，在合理范围内，合理和恰当的减重会促进人体健康。如果面临超重的问题，最好的办法是减掉几斤。

小贴士

读读看，哪一条适合你？

**减去多余的体重，同时也意味着：**

——衣服可以穿得更加得体

——有更多的精力做自己想做的事

——身体更加强健

——对自己更有自信

**为了健康**

超重可能引发下列疾病：

——骨关节炎

——2 型糖尿病

——高血压和心脏病

——胆囊炎

——打鼾或其他类型呼吸困难

——癌症

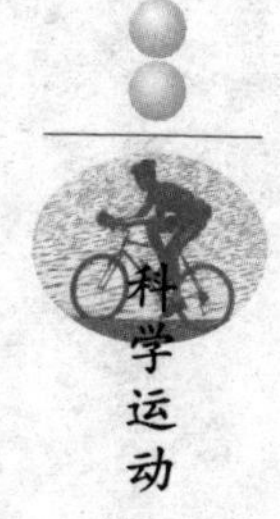





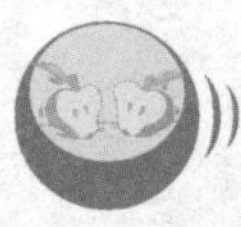

## 当减重成为需要

如果超重，哪怕减轻一点儿重量也是对健康有好处的。那么，“超重”又如何定义呢？目前用于评价的常用指标包括腰围和体重指数。

### 腰围

腰围是反映脂肪重量和脂肪分布的综合指标，是衡量是否应该采取行动的金标准。

细胳膊、细腿、大肚子就是“腹型肥胖”的鲜明写照。这种类型的肥胖之所以最危险，是因为腹型肥胖的形成源自于脂肪沉积在

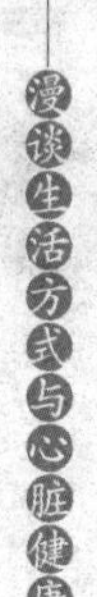


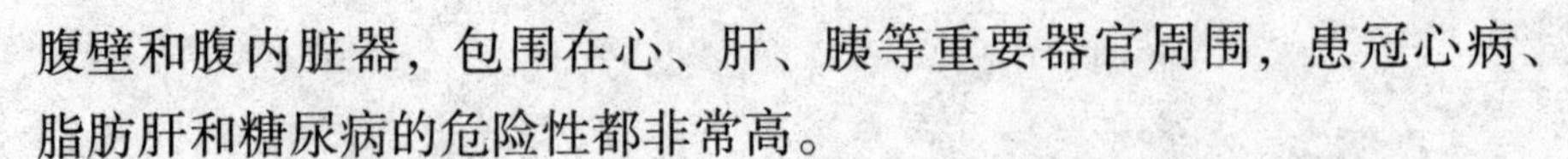
腹壁和腹内脏器，包围在心、肝、胰等重要器官周围，患冠心病、脂肪肝和糖尿病的危险性都非常高。

关于体重指数与体型，我国卫生部与世界卫生组织都有专门界定（表3、4）

## 体重指数

**体重指数(BMI)=体重(kg,千克)/身高$^2$($M^2$,米的平方)**

表3　我国卫生部BMI与体型界定

| BMI 指数 | 体型界定 |
|---|---|
| <18.5 | 体重过低 |
| 18.5~23.9 | 体重正常 |
| 24.0~27.9 | 超重 |



表4　世界卫生组织BMI与体型界定

| BMI 指数 | 体型界定 |
|---|---|
| <18 | 偏瘦 |
| 18~25 | 体重正常 |
| 25~30 | 超重 |
| >30 | 轻度肥胖 |
| >35 | 中度肥胖 |
| >40 | 重度肥胖 |

如果身高1.75米，体重80公斤，按照公式计算：

$BMI=80/1.75^2=26.1$

（BMI一般不需要带单位，此时的体重指数就是26.1。）

BMI为26.1，无论按照上面哪个表格的数据，这个体重都超标了。然而，如果是24.2呢？按照世界卫生组织的标准算正常，按照我国卫生部的标准就是超重。

我国卫生部对世界卫生组织的标准进行重新界定是适时的。这是由亚洲人群的生理特征决定的。包括中国人在内的亚洲人身材比欧美人瘦小，但危险并没有因此减少。“将军肚”是亚洲人，特别是中国人肥胖最显著的特点和潜在危险，包括男性和女性。我们经常听到这样的抱怨，“一胖就先胖肚子”，就是这么回事。总结起来，相对于欧美人，我国居民的发胖特征是：①体型小，指数小；②肚子大，危害大。

必须明确的是，BMI存在着局限性。首先，BMI并不能有效评价腹型肥胖的程度；第二，应用时要具体情况具体分析，譬如：肌肉发达的运动员或者水肿病患者，BMI值可能过高估计其肥胖程度；老年人的肌肉组织与脂肪组织相比，肌肉组织的减少较多，BMI值可能过低估计其肥胖程度；相等BMI值的女性体脂百分含量一般大于男性等。

另外，儿童、青少年的身体状况，不仅要考虑BMI指数，还应该把年龄因素（生长发育状况）考虑进去。

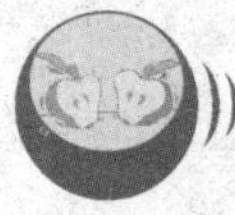

## 追求健康，也要量体裁衣

身体健康不受体形的限制，任何体形的人都可以拥有健康的身体。不是每个人都要去追求“瘦”。注意，“瘦”不代表健康。虽然大多数杂志被“瘦人”充斥，但记住：这些模特的体重通常低于自身健康标准。

在开始减重计划或制定减重目标之前，向医生咨询，了解自身的健康状况，这一点对吸烟或本身患有疾病的人尤为重要，以便了解有利于自身健康的减重目标。

刚才也提到，对有些人来说符合自身健康标准的体重比供参考的标准或高或低。就像裁缝做衣服，追求健康也一样，需要量体裁衣。

**7～17 岁青少年体重判断标准**

| 性别 | 年龄 | 超重 | 肥胖 |
|---|---|---|---|
| 女 | 7 | 17. 2≤BMI＜18. 9 | BMI≥18. 9 |
| | 8 | 18. 1≤BMI＜19. 9 | BMI≥19. 9 |
| | 9 | 19. 0≤BMI＜21. 0 | BMI≥21. 0 |
| | 10 | 20. 0≤BMI＜22. 1 | BMI≥22. 1 |
| | 11 | 21. 1≤BMI＜23. 3 | BMI≥23. 3 |
| | 12 | 21. 9≤BMI＜24. 5 | BMI≥24. 5 |
| | 13 | 22. 6≤BMI＜25. 6 | BMI≥25. 6 |
| | 14 | 23. 0≤BMI＜26. 3 | BMI≥26. 3 |
| | 15 | 23. 4≤BMI＜26. 9 | BMI≥26. 9 |
| | 16 | 23. 7≤BMI＜27. 4 | BMI≥27. 4 |
| | 17 | 23. 8≤BMI＜27. 7 | BMI≥27. 7 |
| 男 | 7 | 17. 4≤BMI＜19. 2 | BMI≥19. 2 |
| | 8 | 18. 1≤BMI＜20. 3 | BMI≥20. 3 |
| | 9 | 18. 9≤BMI＜21. 4 | BMI≥21. 4 |
| | 10 | 19. 6≤BMI＜22. 5 | BMI≥22. 5 |
| | 11 | 20. 3≤BMI＜23. 6 | BMI≥23. 6 |
| | 12 | 21. 0≤BMI＜24. 7 | BMI≥24. 7 |
| | 13 | 21. 9≤BMI＜25. 7 | BMI≥25. 7 |
| | 14 | 22. 6≤BMI＜26. 4 | BMI≥26. 4 |
| | 15 | 23. 1≤BMI＜26. 9 | BMI≥26. 9 |
| | 16 | 23. 5≤BMI＜27. 4 | BMI≥27. 4 |
| | 17 | 23. 8≤BMI＜27. 8 | BMI≥27. 8 |

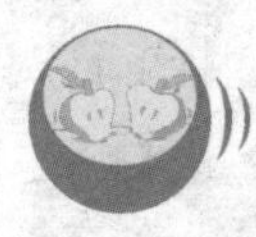

## 唯一的正确时间是现在

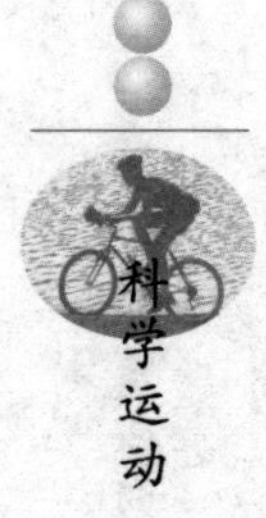


你可能已经无数次地想过自己应该减轻体重了，却迟迟没有付诸行动。是什么使得我们停止不前？

- 我从明天开始。
- 我会失败的。
- 我的体重还会反弹回来的。
- 我什么也不会。
- 太难了。
- 现在不是减肥的正确时间。
- 我不知道该做什么或怎么做。
- 胖点儿有什么关系？
- 我没有时间。
- 我不想控制饮食。
- 减肥的代价太大了。



也许有这样那样的原因使你没有做好准备；也许你认为自己不具备时间和相应的技巧，或者担心下降的体重早晚还会回来；也许你想一切等明天再说。可无论如何，事实是你可以减掉多余的体重。如果逐步培养良好的生活习惯并持之以恒，减掉的体重是不会再回来的。再说空想会让人难以找到合适的时机，就算到了明天我们会发现“开始”对我们同样的困难。所以，改善我们健康状况的唯一正确时间是现在。想想减重是不是比这些困惑更重要？如果是，那么冲破阻碍，勇往直前。

### 知识链接

你有健康问题吗？如果答案是肯定的，也不要用它作为拒绝减轻体重的借口。询问医生，就自己的具体问题具体分析，用什么方法可以达到安全减重的效果。

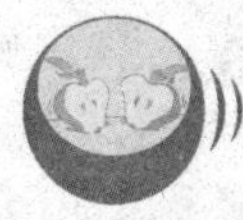

## 预备，跑

（1）找一张大纸，从中间对折。

（2）在折线的左边写下你减重的顾虑。你担心什么，或是什么阻止了你？



（3）在折线的右边写下减轻体重给你带来的益处。你有什么希望？如果你拥有了好的身材和健康，你会做什么？或者好身材和健康能令你可以做到什么以前做不了的事情？

（4）对比左右两边，并得出结论：减轻体重是否利大于弊？

（5）如果以前尝试过减重，不论结果如何，在这次尝试之前列出曾经什么对你有效，什么无效。利用以前的经验教训帮助自己获得最终成功。

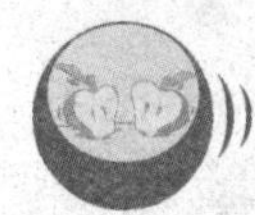

## 制定长远目标

你最终想达到怎样的效果？制定目标能够帮助我们面对挑战。不过，就算是长远目标，也要实事求是，不要好高骛远。目标可以是一个理想体重，这个体重一定是依据自身条件制定的，以有利于健康为原则。不必要求自己减掉很大的分量，减掉自身体重的5%～10%不但可行，而且有利于健康。目标也并非一定是具体的数字。你可以制定一个运动计划，比如每星期走2万米；或者健康促进目标，比如降低血压。无论你的希望是什么，制定一个可以衡量的目标，当目标实现时，你能感觉到。

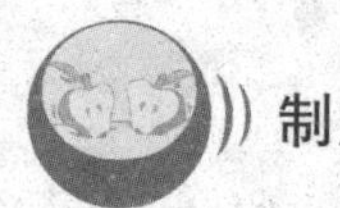

## 制定行动计划

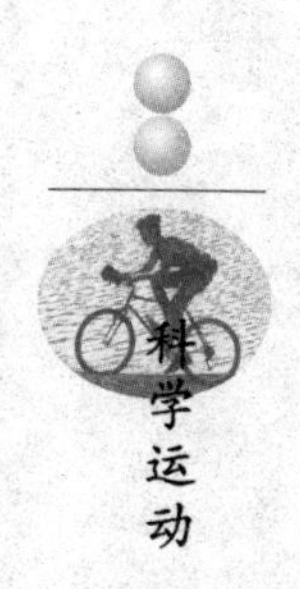



一旦明确了自己的愿望，就需要用N个短期目标来分段帮助其实现。愿望往往离现实很遥远，令我们很难走到终点并产生挫折感。面对现实，把长远目标分解，当你完成了第一个中期预期目标，可以再制定第二个目标。

短期目标只是行动计划的一部分，更重要的是在计划中明确列出想要达到目的所需要采取的步骤。从小处做起，坚持就是胜利。在计划的执行过程中，别忘记奖励自己。只要坚持，在你能够意识到进步之前，事实上就已经取得了良好进展。

### 循序渐进



习惯不可能一夜之间改变，也不要妄想一下子改变每件事情。相反，我们需要一样一样慢慢来。从简单的事情开始，选择一两件小事先做，现在就做。当你认为初步的改善已经获得成功时，再进一步规划接下来的目标。循序渐进可以帮助你迈向成功。参考下面的例子（表5）。

表5　减肥目标与执行计划

| 目　标 | 执行计划 |
| --- | --- |
| 加强运动量 | 每天爬楼梯，不坐电梯。<br>每隔一天围着住宅楼步行。 |
| 减少脂肪摄取量 | 喝脱脂牛奶代替全脂牛奶。<br>在周一、三、五吃水果代替零食。 |

## 计划跟进

不要只把计划放在脑子里，把它们写在纸上。然后，每天记录完成情况，写下自己吃了什么，当天都做了哪些运动……这些记录可以帮助我们落实计划，还可以帮我们了解自己的生活规律，比如在一天的什么时间你比较喜欢吃东西（记录饮食状况将帮助你坚持执行自己的减重计划。）。这些记录也留下了我们已经取得的成绩，当感到受挫时，可以帮助我们重拾信心。

## 奖励自己

当达到目标时，别忘了奖励自己。即使当什么目标也没达到时，我们也可以因为已经做过的努力奖励自己。作为奖赏，为自己选择一个与食物无关的奖品。譬如，如果你完成了这一周的锻炼计划，就花时间享受一次热水泡浴。或者如果你坚持执行了制定的饮食计划，就给自己买样新东西。还有其他的事情可以做：与朋友分享，买本新书或杂志，购置一些音乐光盘，或者留出时间好好地放松休息。



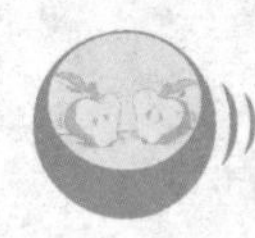

## 健康饮食与体重管理

了解应该吃什么，什么时候吃，为什么要吃这些东西和怎么吃，以及培养新的饮食习惯，可以帮助我们控制体重。

（1）按顿吃饭。一顿饭不吃经常导致下一顿吃得过量，或者机体对食物更猛烈的吸收。最好是将进餐时间在一天的时间内均匀分配。

（2）不挑食。这么做不仅有益于健康，也可以防止不正确的饮食习惯。

（3）我们当中的很多人吃东西是因为无聊、压力大、情绪不安、疲倦，或者仅仅是出于礼貌。学会聆听自己身体的呼唤。如果你不饿，那么做些别的事情来代替，例如散步。

（4）细嚼慢咽。胃将饱腹感传达给大脑需要20分钟。细嚼慢咽会帮助我们不过量饮食。

（5）吃饭时集中注意力。不要边看书或边看电视边吃饭。

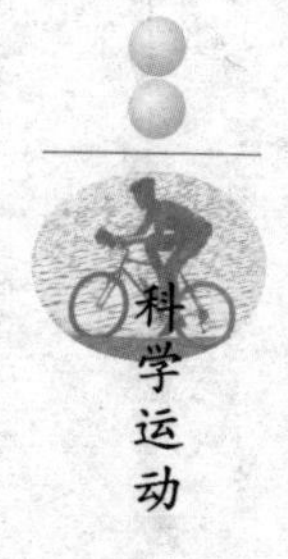


（6）少吃脂肪。低脂饮食中同样含有热量！不要只是因为看到在包装上写着“低脂”或“脱脂”就一次吃掉一整盒饼干。

（7）多吃蔬菜和水果（不是果汁），全麦或燕麦面包、面条等谷类和豆类食品。这些食物（高纤维食品）消化起来比低纤维食品慢得多，你会有更长时间的饱腹感。

（8）补充足够的水分。喝足够的水可以充斥你的胃，使你不总是感觉到饿。并且水是消化系统正常工作的必要条件，尤其是当摄入大量膳食纤维的时候。多喝水不会让人长“浮膘”。努力每天至少喝8杯（每杯不少于200毫升）水。除了白开水之外，还可适当饮用不含热量、不含咖啡因的饮料。



**知识链接**

随身带着水。在车里放瓶水，在办公桌上放瓶水。当你运动时，也带瓶水在身边。

（9）购买食品时，注意阅读食物标签。大多数包装食品都要求在食品标签上列出相关信息。了解这些内容，有助于人们做出正确的选择。

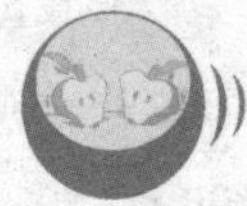

## 锻炼与体重管理

有很多理由支持你将锻炼加入到日常工作和生活日程中。有研究表明，运动是减重的最佳途径并能防止体重反弹。运动的益处有：

（1）运动燃烧脂肪。脂肪燃烧得越多，你增加体重的可能性就

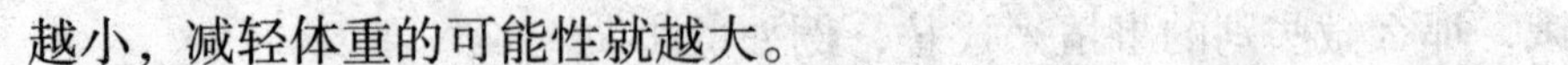

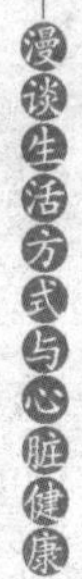



越小，减轻体重的可能性就越大。

（2）运动使新陈代谢（人体燃烧热量的速度）加快。

（3）经常锻炼可以增加人体肌肉含量。肌肉比脂肪燃烧热量快。500 克脂肪一天燃烧卡路里热量；500 克肌肉一天燃烧 50 卡路里热量。人体的肌肉含量越多，体内热量燃烧越快。

（4）经常锻炼帮助机体更好地工作。

（5）经常运动使人精力旺盛，还能控制食欲。

（6）运动可以减轻压力和改善情绪。

（7）锻炼改善睡眠质量。

如果你有任何健康问题，确定在开始锻炼计划之前一定要征求医生的意见并获得许可。有专业人员帮助你制定锻炼计划更有益于自身安全。



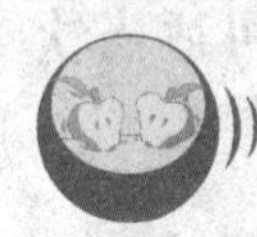

## 持之以恒

你知道自己的目标，也制定了相应的计划，并且还知道如何把这个计划付诸行动。但要想取得成功，还需要持之以恒。当我们刚刚开始时，很容易充满兴趣和满怀信心。但问题的关键是我们需要自始至终获得动力。

### 调整自我状态，迈向成功

尝试下面列举的小窍门，它们会帮助你充满动力：

（1）将自己的目标放在冰箱或办公桌附近，时刻提醒自己。

（2）每天把自己的活动和饮食记录下来。用显眼的标记物来标记进展，如金色的星星，可以帮助树立信心，持续前进。

（3）每个周末，回顾这一周你所取得的成就。

（4）参加一种课程，可帮助你学习新的技巧和结识新的朋友。

（5）不要对自己太苛刻，也不要因为一次的退步就放弃。要有耐心。行为的改变，新习惯的养成需要时间。从错误中学习，必要时对计划进行修正，然后坚持到底。

## 相信自己

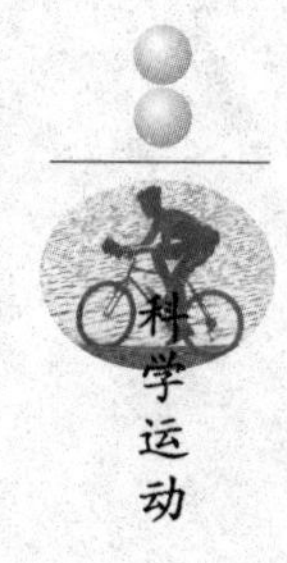



如果你认为自己不会成功，那么这个“认为”很可能变为现实。相信自己可以坚持，并且实现目标。

要遇到挫折时，想象自己获得成功后的样子和可以做的事情，也许你终于能够去买那条你曾经试过无数次，至今却依然挂在橱窗里的裙子了。如果一个小目标没有实现，不要把它当作放弃整个计划的理由。调整这个没能实现的目标，继续尝试。学会接受赞扬，即使别人的赞扬令人尴尬，只要说“谢谢”就可以了。制作一个表格，其中包括别人喜欢你和你喜欢自己的地方，并及时加进新的内容。当你需要鼓励的时候，拿出这个表格来仔细研究。

当然，要和家人、朋友分享，包括你的快乐和困惑。



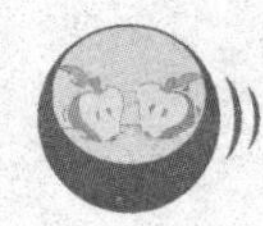

## “体重管理”和“减肥风潮”不同

针对“体重管理”和当下的“减肥风潮”，我们归结了以下的几点不同：

（1）相信自己的判断，如果某个商业化的减肥项目听起来好得不像是真的，那么它就不是真的。

（2）如果某个减重计划许诺在短期内会使你大幅度减轻体重，这个计划起码有悖健康原则。

（3）某个减重计划是否只食用某类或某几类食品，或者要求食用某些特定的食物？事实上，任何食物都不是体重增减的关键，营养均衡有利于人体健康。

（4）防止体重反弹的最有效方式是良好的生活习惯，它是一种人们追求健康的生活方式和态度，绝不单纯只是一次阶段性的减重过程。

（5）不要拿健康开玩笑，在参加减重计划之前做好健康检查。

# 远离烟草

YUAN LI YAN CAO

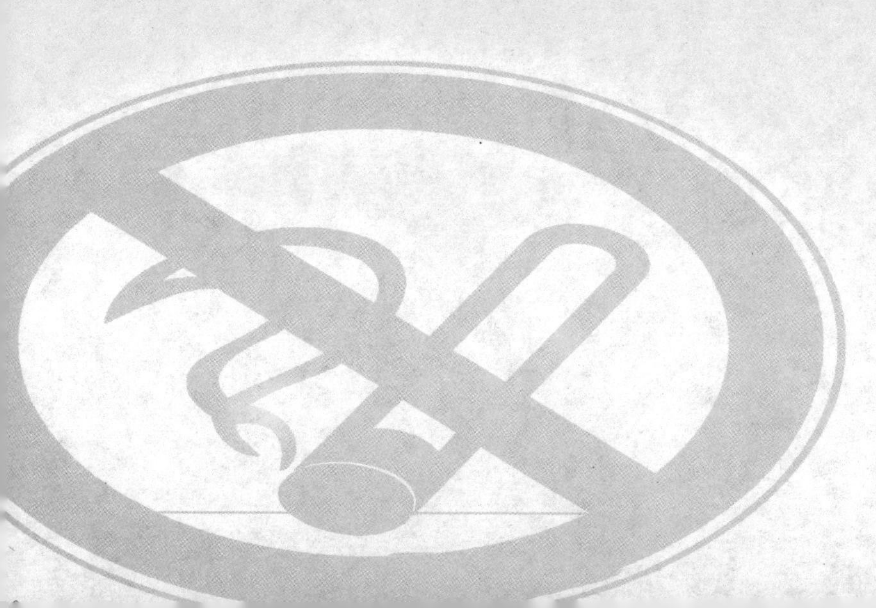

某所大学进行的一项研究表明，戒烟的冠心病患者动脉粥样硬化速度比继续吸烟的冠心病患者每年减少6.6%。这项研究的对象是10名年龄小于50岁的男性冠心病患者，其中5人在心肌梗死后的13个月中继续吸烟，另5人戒了烟。通过冠状动脉造影检查发现，吸烟患者冠状动脉阻塞的速度每年平均增加4.8%，而戒烟患者的阻塞速度反而下降1.8%。这样，两组患者冠状动脉阻塞的平均速度每年相差6.6%。

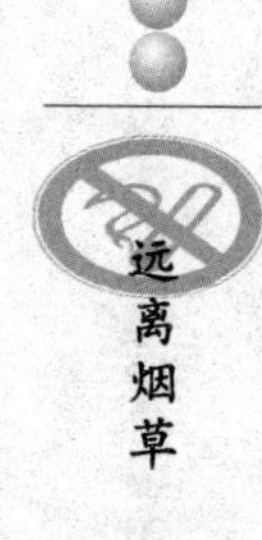


“被动吸烟”这个词通常是描述吸入二手烟的人，但吸烟者本身是否也存在“被动吸烟”的问题呢？你是否曾经思考过，每次点燃手中的烟，是真的出于喜好，还是由于成瘾导致的自然而然，甚至是不得已而为之呢？是烟草控制人类，还是人类控制烟草？每年都有超过100万人成功戒烟，你也行。

另外，在本章节开始之前，需要阐明一个问题：出于语言简洁明了的考虑，文中大部分内容只使用了“香烟”一词。事实上，“烟斗”、“雪茄”和“无烟（咀嚼）烟草”一样有害。



**表6　戒烟后人体的变化**

| | |
|---|---|
| 戒烟20分钟后 | 心率趋于平缓 |
| 戒烟12小时后 | 血液中的一氧化碳含量恢复正常 |
| 戒烟2星期到3个月后 | ①体循环改善；②肺功能提升 |
| 戒烟1~9个月后 | 咳嗽和气短减少 |
| 戒烟10年后 | 患肺癌的风险是仍持续吸烟者的一半 |

**表7　戒烟的原因及益处**

| 提升自身健康 | 为了你的家人 | 更好地享受人生 |
|---|---|---|
| 减少你患上或死于癌症、冠心病、脑卒中、肺气肿和与吸烟有关的其他疾病的风险 | 减少你家人患上或死于癌症、冠心病、呼吸道传染病和其他由于吸入二手烟引起的健康问题的风险 | 你的家里从此不再乌烟瘴气 |

续　表

| 提升自身健康 | 为了你的家人 | 更好地享受人生 |
|---|---|---|
| 帮助预防肺炎和支气管炎 | 如果你（妻子）怀孕了，戒烟会提高新生儿的健康概率 | 手头宽裕了 |
| 使由吸烟引起的咽部不适和咳嗽消失 | 你的孙子孙女们不用再呼吸你吐出的烟雾了 | 你会更有精神 |
| 使与吸烟有关的头痛停止 | 为孩子们树立好榜样 | 不用再为自己一身烟味，甚至连呼吸也一样，还有发黄的牙齿和手指担心 |
| 呼吸顺畅，更好地享受身心的全面健康 | | 提高你的味觉、嗅觉、视觉和听觉 |



## 戒烟帮助节省下来的开支

一盒烟（香烟、雪茄……）的价格：　　　　＿＿＿＿＿＿

×每星期吸烟的盒数：　　　　　　　　　×＿＿＿＿＿＿

=一个星期节省的开支　　　　　　　　　=＿＿＿＿＿＿

×4 个星期（1 个月）　　　　　　　　　×4

=1 个月节省的开支　　　　　　　　　　=＿＿＿＿＿＿

×12 个月（1 年）　　　　　　　　　　×12

=1 年节省的开支　　　　　　　　　　　=＿＿＿＿＿＿

我们以临床试验和表格的形式开头，把生活中的经济预算当做补充说明，来讨论戒烟的好处，而不是吸烟的害处（表 6、7）。因为在我们每一个人的头脑里，甚至内心深处，都或多或少深信不疑：吸烟有害，而且还都能背诵出若干条害处。

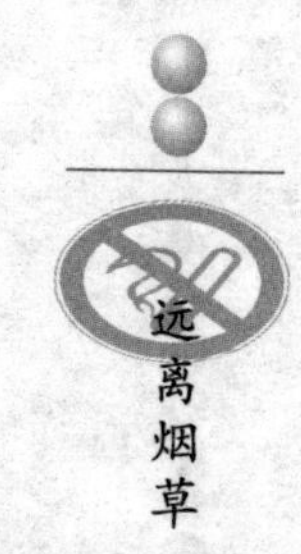


# 第九章　别让孩子们被烟草埋葬

医生护士，尤其从事心血管疾病防治的医务人员应该带头不吸烟、戒烟，并自觉承担起劝诫和帮助患者戒烟的责任。实际上，患急性心肌梗死、不稳定性心绞痛、接受冠状动脉旁路移植手术或经皮介入（支架）治疗的患者，最容易成功戒烟，而最好的劝说与指导者是给其治病的医护人员。遗憾的是，许多心血管专家只把给患者搭桥、放支架作为自己的责任，而不认为自己有责任去劝诫患者戒烟，甚至医生自己就是烟民。在美国，很少看到心血管科医生吸烟，我国的心血管内外科医生吸烟者并非少见，一半的中国男医生吸烟，30%的中国男性心血管医生吸烟，更谈不上指导患者和他人戒烟了。

我1985～1987年在美国医院进修时，看到医生在患者接受心脏移植手术前与患者认真谈话，要求患者要认真改变生活方式，戒烟，不吃不健康食品。而至今我们的医护人员对这一问题非常的不重视。

我认为，一个患了心肌梗死，接受搭桥或支架治疗的患者不戒烟是“不可救药”的患者，早晚还会旧病复发；而一个只给患者搭桥、放支架，而不劝诫指导患者戒烟、改变生活方式的医生，是不负责任的医生。

这一次，让我们回到故事的起点，从人生的儿童、青少年阶段谈起，重新审视这个危害生命的严肃课题。现如今越来越多的年轻男孩和女孩点燃了手中的香烟，前仆后继在吞云吐雾的征程上；也许就在他们的父辈和祖辈已经开始深知吸烟的危害，或身受其苦而不能自拔，或正在为拨云见日而奋力戒烟的时候。

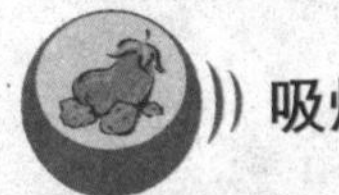

## 吸烟成瘾的真相

“吸烟让我感觉良好。”这是我们通常听到的吸烟的理由。

尼古丁作为兴奋剂，其功效是强大的，它使大脑同时陷入放松、愉悦和警醒的矛盾状态中。但人需要重复吸食以保持体内尼古丁含量从而维持感觉良好的状态。逐渐地，为了维护同样的效果，人体对尼古丁的需求越来越大。

### 头脑的警醒

当吸入烟草，尼古丁最初作用于大脑，人会突然感觉敏锐精神、集中和警觉。

### 大脑的放松



当更多的尼古丁进入血液，它会诱发大脑释放出化学物质多巴胺，令人感到平静舒缓和愉悦。

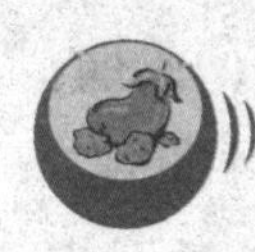

## 吸烟也是病

在孩子们面临的若干心血管病危险因素中，有两个突出的重点：吸烟和肥胖。看似日常生活中最常见的现象，内里却隐藏着无限杀机。在美国，所有可以预防的致死原因中，吸烟占首位，肥胖占第二位。它们是由于不健康的生活方式造成的，因此不但可以控制，而且可以逆转。

吸烟并非人们普遍认为的是一种个人嗜好，烟草依赖是一种物质依赖性疾病。既往已有研究显示，吸烟者的平均寿命比不吸烟者短 10 年。虽然“大量吸烟”有害健康的事实被人们广泛认可，但仍有人认为“少量吸烟”可能危害不大。这种看法是错误的。挪威一项研究历时 25 年，分析了 43000 名吸烟者的健康和死亡记录，发现每日吸 1 ~ 5 支香烟者死于心血管疾病和肺癌的危险比不吸烟者增加

3 倍。

另一方面，也有研究证据表明，下决心戒烟永远不会太迟，即使人到中年甚至老年以后才戒烟，致命的危险也能减低一半。

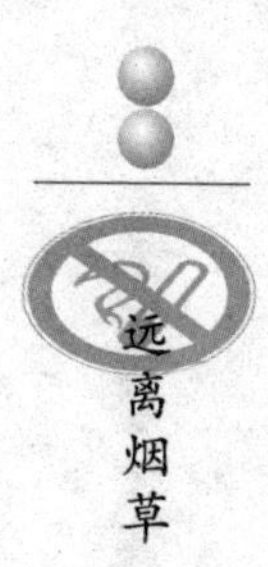


### 吸烟显著增加心血管疾病的危险

在烟雾中，人们感到放松。可与此同时，有毒的化学物质也在侵蚀人们的身体。吸烟不但导致癌症（不仅是肺癌）和呼吸系统疾病的危险增加，也显著增加心血管疾病的危险。吸烟时烟草和烟雾中的一氧化碳、烟碱、甲苯、甲烷等 250 余种毒性物质。尼古丁是一种强有力的兴奋剂，使血压升高，心率加快（每分钟可以增加心跳次数高达 33 次），减少输送到四肢的血液，影响胃的消化功能。而一氧化碳与血红蛋白结合并与氧气竞争。一氧化碳血红蛋白增高使机体产生缺氧效应，造成动脉壁缺氧、水肿，阻碍血流，使动脉血管内皮受损，为胆固醇在血管壁上的沉积创造条件。缺氧还促进平滑肌细胞摄取低密度脂蛋白胆固醇（坏胆固醇），促使动脉发生粥样硬化。另一方面，吸烟促使胰岛素敏感性下降，产生胰岛素抵抗，使脂代谢发生紊乱，造成血甘油三酯升高，高密度脂蛋白胆固醇（好胆固醇）降低，同样促使动脉发生粥样硬化。于是，事件的终点就可能是心肌梗死和脑卒中。



### 吸烟对肺的损害

（1）烟雾颗粒对呼吸道的长期刺激，容易引发慢性呼吸道疾病，如鼻炎、慢性咽炎、慢性喉炎和慢性支气管炎

（2）引起气短

（3）使人易患感冒

（4）导致肺癌和肺气肿

### 吸烟对胃的损害

（1）降低消化功能

（2）引起烧心、食欲不振、呃逆

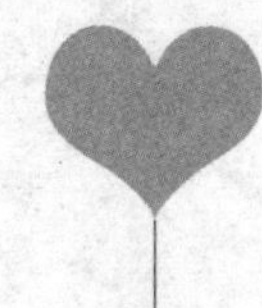



（3）导致胃酸增多，引发胃或十二指肠溃疡

……

总的来说，吸烟至少与25种疾病相关。除了刚才提到的之外，吸烟还可能降低抵抗力，引起十二指肠溃疡、白内障，甚至带来失明。吸烟者口腔疾病增多，如焦油滞留在口腔里引起牙周炎、牙龈萎缩、牙体变黄和牙缺损等，并增加了患口腔癌和喉癌的风险。吸烟也会使运送到面部的血流减少，从而皱纹出现；生殖器官血流减少，导致性功能下降。吸烟还可能是男性丧失生育能力或阳痿，是导致女性流产或早产的罪魁祸首。

需要指出的是，无论是主动吸烟还是被动吸烟，上述危害都存在。吸烟几乎对于现今人类的主要致死原因都做出了“贡献”。如同开车时同时踩住了刹车和油门，吸烟使人别无选择地迅速消耗着生命。



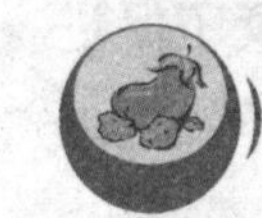

## 烟瘾源自少年时

世界范围内，绝大多数的吸烟者吸烟的历史要追溯到他们的青少年时代，而且1/3~1/2的香烟尝试者成为长期烟民。在发达国家有90%的吸烟者在18岁以前开始吸烟。而在我国部分城市进行的调查结果显示：青少年吸烟者大多在15岁以前，甚至在7、8岁时就已经开始接触烟草。

值得警惕的是，开始吸烟的年龄越早，越容易成瘾和难以戒除，也就越容易早发吸烟可能引发的疾病。吸烟的青少年易患慢性支气管炎、肺气肿、肺源性心脏病和肺癌，以及早发冠心病，如心肌梗死或猝死。15~19岁开始吸烟的人中，患上述病症的死亡率比20~25岁后才吸烟的人高55%，比不吸烟者高一倍多。

动物实验还发现，吸烟对记忆力有不良影响。尼古丁会损伤大鼠的学习和记忆能力，尤其是记忆能力明显下降。吸烟的青少年普遍反映在吸烟后往往出现头晕，上课时注意力难以集中，思考能力和记忆力明显下降，学习成绩下降。

更糟糕的是，青少年经济没有独立，吸烟的花费成了必须解决的问题。吸烟也确实导致了一些青少年的犯罪。

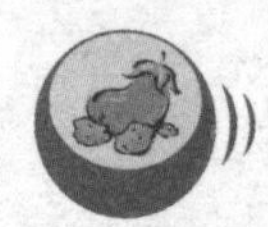

## 我国青少年吸烟问题严重

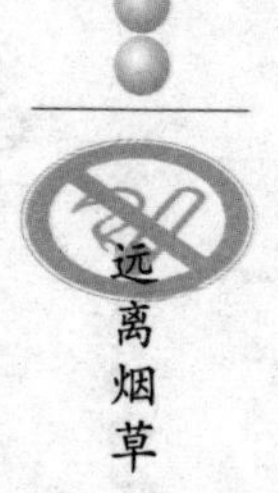



1999 年，在天津、重庆、山东和广东 4 省、直辖市对 11957 名初中一至三年级（13 ~ 15 岁）学生进行了吸烟情况调查。结果显示：初中一年级尝试过吸烟的比例为 21.8%；初中二年级为 23.1%；初中三年级为 20.0%；总尝试吸烟率为 22.5%；平均起始年龄为 10.7 岁。

我国是烟草生产和消费大国，2002 年中国大约有 3 亿吸烟者（15 ~ 69 岁），其中青少年吸烟人数正在逐渐上升。

早在 1999 年，世界卫生组织神户会议就已经提出“关注烟草对妇女和年轻人造成的危害”。而在我国，83% 的吸烟学生没有遇到过因年龄太小而买不到烟的情况。

吸烟不是礼仪，不是时尚，而是威胁人类生命的第一杀手。并且，在吸烟者自身健康受到损害的同时，周围的人，包括自己的亲人也在遭受着身体的摧残。青少年时期的适应能力强，正处在人生观形成的阶段，是改变不健康生活方式的最佳时期。“身教胜言传”，家长和老师们自己带头不吸烟、戒烟才是最重要的。

# 第十章 戒 烟

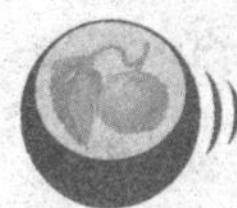

## 你是如何看待吸烟的?

下面有5种对于吸烟的不同感受。看看哪一种和你的最接近?

(1) 我不想戒烟。

我喜欢吸烟。为什么要戒烟?我厌倦了每个人的喋喋不休,也没有准备好讨论戒烟的问题。

(2) 我正在考虑戒烟。

我已经好几次想过不再吸烟了。其实我以前也尝试过戒烟,但太难了。现在,我又想戒烟了。

(3) 我决定戒烟了。

戒烟对于健康的益处比我吸烟的原因重要。我已经下定决心,是改变的时候了。

(4) 我准备好戒烟了。

我已经定好了开始戒烟的具体日期。

(5) 我正在努力戒烟。

我不再吸烟了,虽然有时我确实想念它。那时候,我就做些其他的事情分散注意力。

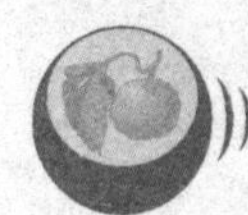

## 借口

除了那些不尊重生命的戏言外(在40~55岁停止吸烟,可以延长5年的平均寿命。这是生命赐予的礼物,享受它,不要说自己不能确定),人们还用其他的“借口”挽留住了对烟草的爱恋。之所以称之为“借口”,是因为所有与吸烟相关的所谓“受益”是可以通过其他方式得到的。比如:

### 紧张

借口：吸烟帮助我克服紧张。（当我忧虑时，吸烟让我的手有地方放。）尼古丁（烟草中导致成瘾的物质）是一种兴奋剂，所以吸烟确实能够提高人们在紧张时的反应能力。

事实：有氧代谢运动、冷静思考和深呼吸同样可以克服紧张。

### 体重

借口：戒烟后我会发胖。戒烟后，一般人体重会有所增加。

事实：体重增加总比烟草带给人们的伤害小。再说，体重可以得到控制，有氧代谢运动和健康饮食帮助你达到减掉多余体重的目的。

**知识链接**

如何避免戒烟后发胖

1. 饮食有规律，并遵循营养健康原则。不要饥一顿、饱一顿。（饥饿会激发人们吸烟的愿望。）

2. 当你确实需要加餐时，选择低热量食物（蔬菜、水果、脱脂酸奶等）。

3. 嚼无糖口香糖让嘴保持忙碌。

4. 吃饭前先喝一杯水，帮助人们产生饱腹感。

5. 每天运动 20 分钟至 1 小时，每周运动 3 ~ 5 次。如果你在戒烟前不做运动，那么快走是个很好的开端。

### 年龄

借口：我太老了，不需要戒烟了。

事实：不论年龄，戒烟总是会带来收益的。再说，年纪不是阻止人们积极面对人生的托词。

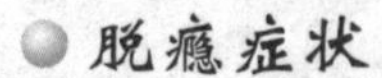

## 脱瘾症状

借口：我害怕出现（断绝毒品供应所呈的）脱瘾症状。尼古丁的上瘾程度等同于海洛因，生理上成瘾是真实的。在精神层面，成瘾也同样存在：起初，吸烟可以舒缓压力；很快吸烟就演变成了一种应激反应，每当你感到紧张、压力、恼怒或者无聊，就会不自觉的点燃手中的烟；再往后，烟草成了你处理日常困扰的主人。

事实：记住，脱瘾症状只持续1~4个星期，而戒烟使人们，甚至是人类（毕竟，有时候我们需要考虑身边的人，尤其是家人）受益终生（表8）。

**表8　脱瘾症状与缓冲办法**

| 脱瘾症状 | 缓解办法 |
| --- | --- |
| 咳嗽 | 喝热饮<br>使用止咳药（糖浆） |
| 坏脾气、烦躁（吸烟的愿望令人们难以集中精神） | 散步<br>深呼吸或者全身放松<br>找家人或朋友（最好是有过成功戒烟经验的人）谈谈 |
| 口干 | 喝冷饮<br>嚼无糖口香糖 |
| 感觉疲劳 | 每天适当加大运动量<br>增加晚上睡眠或午休 |
| 头痛 | 洗个热水澡，帮助放松 |
| 饥饿 | 为自己提供一顿低热量的加餐<br>每天喝8杯水<br>嚼无糖口香糖 |
| 睡眠障碍 | 睡前洗个热水澡<br>睡前喝杯热牛奶<br>睡前做一些阅读<br>睡前做些伸展练习<br>晚上不要喝提神饮品 |

## 编制计划

首先当然是确定起始时间，最佳时间就是“现在”。碾碎手中的最后一根烟蒂，扔掉所有库存和烟缸之类让人浮想联翩的东西，开始制定行动计划！

找人帮忙比孤军奋战容易达到效果。如果你决定戒烟了，把这个消息告诉家人、朋友和同事，获得他们的支持；或者寻找志同道合的同伴一起戒烟。从中挑选一个人作为你的主要支持者，你可以每天和他（她）分享戒烟的成果和挫折。你也可以听取医生的建议，借助医疗手段。提醒周围人（包括家人）不要吸烟，向别人，更向自己证明坚持的决心。

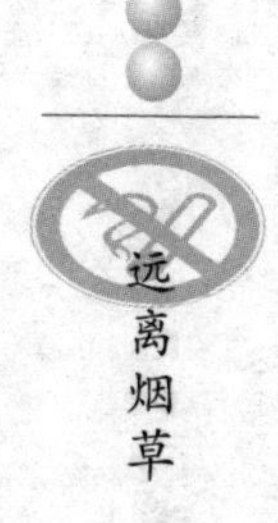





### 小贴士

如果你确定选择某种辅助产品戒烟，使用前一定要进行详细的咨询，仔细阅读说明。最好在使用之前向医生咨询。

### 知识链接

与以往相反，这一次是要罗列出戒烟的理由。把这些理由写在纸上，放在你每天都能看到的地方。

“知己知彼，百战不殆”。做任何事情之前，首先需要了解自己。戒烟也是一样。戒烟的过程并不单纯是一个远离烟草的过程，也是一个了解和剖析自身的过程。

吸烟在人们生活的方方面面发生着作用。久而久之，特定的场合、某种情感或感受、进行某项活动、某个特定的人物在场、甚至

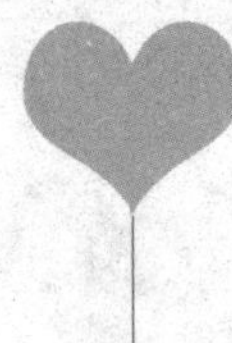




是一天中的某个固定时刻……会导致人们不自觉地燃起香烟。这就是所谓吸烟的诱发因素。总结自己吸烟通常是在什么情况下或环境里：吃饭、喝酒或咖啡、生气、无聊、紧张、遇到挫折、开车、参加聚会、打电话、看电视还是仅仅因为看到别人吸烟？

**生理原因**：早上起床是一天中体内尼古丁含量最低的时刻，你感觉颤抖、心情不好或者头痛。亦或是长时间的会议令你感觉头脑不清。

**心理因素**：交通堵塞是否导致你开始摸索烟盒？在什么样的情绪下，你吸烟更频繁？

尽量避免诱发因素，并提前计划当这些特定情况发生时的可行对策（表9）。注意，一定要把计划写在纸上，最好一式几份，一份贴在冰箱上，还有的放在钱包里……比如：

**表9　抵制吸烟的诱惑**

| 吸烟的诱发因素 | 替代吸烟的措施 |
| --- | --- |
| 工作中感到压力 | 深呼吸 |
| 吃完晚餐 | 立即离开餐桌，去刷牙 |
| 和朋友一起玩牌 | 选择禁烟场所 |
| 根据实际情况完成表格 | 开动脑筋，找出对策或替代 |
| …… | …… |

当然，吸烟最大的诱发因素就是烟草本身和与之相关的物品（如烟缸、火机、火柴）。将它们请出你的房子和汽车。

清洁满是烟味的衣服、地毯、窗帘、车，换言之，清洁供我们呼吸的空气。

## 戒烟合同

我，＿＿＿＿＿，承诺在＿＿＿＿＿（年月日）的＿＿＿＿＿（具体时间）开始戒烟。

我戒烟的原因是______________________________________________________________________。

我将：

学习新的方法处理压力和排遣无聊。

尝试其他兴趣替代吸烟：__________________________________。______________________________________________________________________。

我将取得__________________________对我的支持。

如果我戒烟成功，我将奖励自己：

1 星期__________；1 个月__________；半年__________；1 年__________

签字__________

日期__________

见证人__________

## 戒烟

“我只吸一小口。”不要愚弄自己。“一小口”只能加剧你对吸烟的渴望，不会使人就此满足。与其胡思乱想，不如在戒烟的日子里做些特殊的事情关照自己，尤其是在刚刚开始的阶段：吃自己爱吃的，去看场电影，或者奖励自己一束鲜花、一件新衣服，用你本来花在烟草上的钱。还有，不要忘记大量饮水。

总之，让自己忙起来。出去散步或骑车郊游，哪怕是参加一门健身课程……最重要的是让手忙起来：收拾房间，玩拼图游戏，学习书法……与此同时，还要刻意改变一些日常习惯，以避免诱发吸烟的环境出现，尤其是回避你曾经的吸烟场所。时刻留意吸烟的诱发因素，在戒烟过程中如有新的发现，与先前总结的诱发因素记录在一起，提醒自己。

在每餐之后刷牙。当牙齿和口腔清新时，人们会减少对吸烟的渴求。

## 遭遇抵抗

在戒烟过程中，总会有那样的时刻，人们会突然燃起对香烟的渴望。这时做一些不能一举两得的事情（即不能一边吸烟一边做的事），如淋浴、游泳、打乒乓球、骑车去禁烟场所……

你还可以随身携带应急装备，包括无糖口香糖、薄荷糖和其他能让你忙起来的小玩意儿。

一定要记住那句老话："近朱者赤，近墨者黑。"无论是聊天还是吃饭，聚会或是其他社会活动，尽可能和不吸烟的人在一起，……同时，回避吸烟场所，不喝酒。当吸烟的诱惑无法避免时，想象自己已经离开了所在的位置，而是去了遥远的海滩或者山顶，总之环境清新、也是你向往的地方。



当你感到压力时，吸烟不是唯一的解决办法。

**知识链接**

1. 学习放松技巧：深呼吸、冥想、太极拳、瑜伽……
2. 欣赏令人舒畅的音乐，或洗个热水澡。
3. 有时间感伤，不如思考解决问题的方法。
4. 向自己信任的人咨询。

事实上，吸烟解决不了实际问题。不要执著于感受：饥饿、气愤、孤单或是疲倦；而是把精力投放在真实的需要上：吃点健康食品、沟通或者睡眠。

## 坚持

戒烟的最初几个星期是最难熬的，但要想生活归于完全正常可能要花上一年时间。

首先要相信自己。如果你始终坚信早晚自己还会回到老路上，那么很快你就会寻找机会再次燃起香烟。或者在无烟的日子里，你用幻想自己点燃香烟和享受着吞云吐雾来克服对烟草的想念，不用太久，你的白日梦就会成为现实。

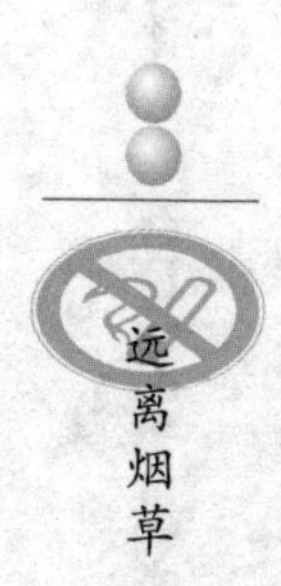


积极乐观面对你做出的选择，把注意力放在自己的进步上。关注戒烟进行时的每一天，今天的任务就是今天没有吸烟。当你坚持了48小时远离烟草，祝贺你。如果出现了反复，不意味失败的命运降临。很多人在成功戒烟之前都有过好几次失败的经历。不成功的经历是一次学习的过程，人就是在实践中不断成长的。提醒自己放弃烟草的理由和决心；回顾自己已经为戒烟付出的努力和艰辛；思考戒烟之后当你再次吸食烟草，感觉和看法是否一如往常（你是否对吸烟有了新的认识？吸烟是否真的如你想象中的那么有效?）；找出令自己重拾烟草的原因（比如：是不是出现了新的诱发因素?），并且有针对性地采取对策，不要掉进同样的陷阱（例如：上次老王递了支烟给我，我以为一支烟没有伤害。那么，下一次你就可以事先告诉朋友们你在戒烟，请他们体谅你的情况，不要递烟给你）。



不要制造借口，一根香烟会伤害到你，吸烟不会给人们带来任何的好处。

戒烟永远不嫌太晚或年龄太老，改善健康状况永远不会太迟，不要放弃。

## 四种技巧

总结前文，我们列举出在戒烟中最重要的4种技巧：

（1）深呼吸：用鼻子深吸气，数到5，用嘴慢慢将气吐出。

（2）喝水。

（3）做些事情：让手和嘴忙起来。

（4）延迟：吸烟的急迫感只持续3～5分钟，最多10分钟，挺过这几分钟，不要屈服。

## 未来

戒烟，无非是人们以一种习惯取代另一种习惯的过程，这是一条通往健康彼岸的康庄大道：

决定戒烟→戒烟→坚持戒烟→有规律的有氧代谢运动→健康营养饮食→体重管理→压力管理→美好人生

你看到的是一个崭新的自己。

## 心情也是生活方式——压力管理

紧张是心血管疾病的危险因素。克服紧张可以提高机体免疫力，降低心血管和其他慢性病的发病率，总而言之，重塑一个更健康的身体。

# 附录

FU LU

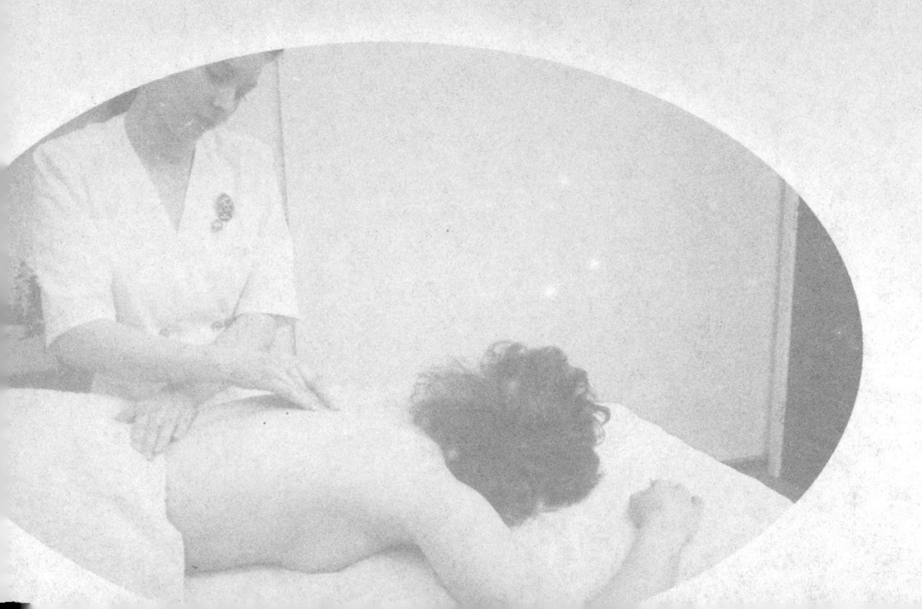

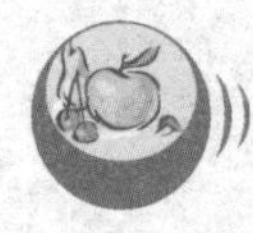

## 活出好心态，实现全面的身心健康

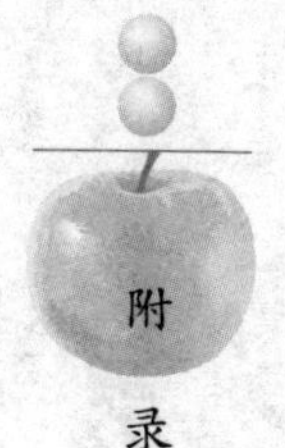



我主持翻译的《有氧代谢运动》的创导者肯尼斯·库珀所著的世界健康最畅销书之一的书名叫 Total Wellbeing，我将之译为《全面身心健康》。

我国一位著名的舞蹈家在其自传中讲过“生理健康做起来很容易，要做到心理健康就得经过一番痛苦的磨炼。”

紧张是心血管疾病的危险因素。预防心血管疾病，不但要关注自己的血压、血脂、血糖和腰围；而且要重视自身的精神心理健康。处于社会转型期，急功近利的社会风气日盛的今天，要活出好的心态，正确对待名利，正确对待挫折，学会面对孤独。在荣誉、功利面前做到知足常乐；遇到意外事件或挫折时，能够随遇而安。



我很赞赏美国朋友对我讲过的一句话，“Do not feel your body.”，当人处于全面身心健康状态时，你不会感到自己的存在。在你感知到自己身体任何部位存在时，就是这些部位有毛病的时候。不要搞疲劳战术，感到头痛、疲劳时，果断放下手中的工作，休息，在效率上下工夫。熟睡是我化解疲劳的重要手段。

我承认，上面的叙述过于空洞，好说不好做。摆在我面前的曾经是个两难的选择。一是与其言之无物，不如不提；但日益沉重的生活压力，已经化无形为有形，越来越严重地影响着人们的身体健康，当然也包括心脏健康。最后我想起有一次在美国出差时获得的一些那里免费提供给人们的卫生科普知识宣传手册，其中谈到的人们在日常生活中应该如何处理压力的内容很有意思。而且，这种通俗的表现手法以及务实的内容，与目前我国科普图书中普遍存在的教科书形式区别很大。故此，将这些内容翻译过来，与大家分享，供大家参考。

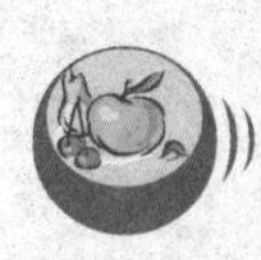

## 故事的开端：压力无处不在

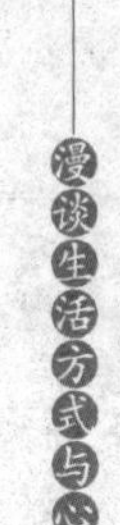


压力无处不在，无时不在。从远古时候起，世界就充满了危险，给人们带来压力。为了抵御熊和老虎的袭击，我们的祖先随时做好了奋战或者撤退的准备。时间进入到公元21世纪，大棕熊变成了预算和账单，剑齿虎变成了最后期限和家庭压力。由于挑战改变了，我们需要新的技能和技巧来应对。

### 紧张

紧张是人们面对变化时所产生的生理和心理上的反应，包括主观反应和客观反应。当这些反应产生时，人们的机体也会发生相应的变化：肌肉绷紧、心跳加速、呼吸加快，糖和脂肪被释放到血流中以应付体内代谢加快。同时，你还可能经历不同类型的感情变化，从焦虑、担心到兴奋和期待。人们不自觉的表现同样可以泄漏自己的紧张：坐立不安，到处走动，说话时声音的改变，不停地吃东西。



### 紧张的两面性

紧张并不都是坏的。从短期来看，紧张可以帮助人们更警觉，更有效率。而紧张的负面作用是由很多方面共同决定的：你是否经常紧张？你紧张的程度如何和持续多久？另外，也许也是最重要的，你如何看待令自己紧张的这件事情？

（1）紧张的光明面

紧张可以激励人们充分发挥机体各个官能的作用，积极向上，去实现特定的目标，从而增加生活乐趣。

（2）紧张的阴暗面

如果你不能及时调整，从紧张中恢复过来，或过度紧张就可能会导致身心俱疲和疾病的发生。

### 克服紧张的意义

人们不能完全消除紧张，但却可以驯服它，并和它和平共处。

如果取得成功，你将会获益匪浅。你自身抵御疾病的免疫功能将会加强，心血管疾病和其他慢性病的发病率将会降低，总而言之，你将有更健康的身体。此外，无论在工作和生活方面，克服紧张可以帮助人们改善人际关系和减少不必要的不快。

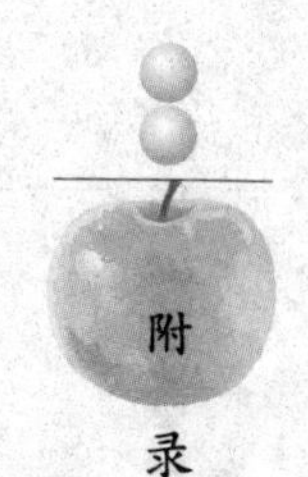


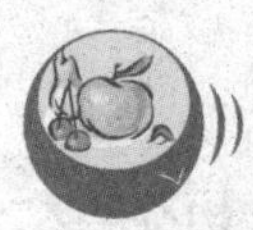

## 每个人的紧张都是独一无二的

同样一个消息对不同的人所产生的影响是不同的。譬如，由于同一场体育比赛的结果，起码会引起激动、悲愤和无动于衷三种情绪。就每个人而言，引发紧张的事件，以及面对紧张的反应各不相同。

### 什么会导致紧张？

很多事情可能导致人们紧张，而且因人而异。是否有些看起来不起眼的日常琐事会使你大动肝火？是否一些人生的重大事件导致了你整个生活的改变？是否有什么悬而未决的大小事情日复一日地令你揪心？看看下面 3 个表格中，其中有哪些选项曾经在过去的 6 个月里引起过你的紧张情绪。

（1）日常琐事

□经常使用的物品没有放在原来的地方或者丢了东西

□堵车
□排队等候
□睡过头了
□与同事意见不统一
□迟到
□错过了公共汽车
□出门时忘记带外套
□家里乱七八糟
□汽车在路上抛锚了
□被警察开罚单
□与家人发生争吵

其他：

______________________________

______________________________

（2）重大事件

□结婚　□离婚或分居
□被解雇了　□被判入狱
□家人、朋友或者同事死亡　□更换工作
□搬家　□准备重新回到学校念书
□孩子即将出生　□被诊断患有重病
□要上前线　□准备动手术
□孩子长大成人准备离开家（或离家很久的孩子准备回来看望父母）
其他：

（3）面临的问题
□日常开支或者还款问题　□恶劣的居住环境
□吵闹的邻居或者有些邻居是非太多　□酗酒或者吸毒
□患有慢性病　□与家人或朋友的关系恶化
□肢体受到伤害，生活一段时期内不能自理
□邻居家被窃或者发生了其他不幸
□饮食不正常　□孩子的教育问题
□不满意目前的工作　□经济不景气
其他：

值得注意的是，没有人生活在真空里，能够完全与世隔绝。由于人们之间的相互联系，一个人对外界压力产生的反应也会影响到其他人，产生多米诺骨牌效应。事实上，人们可能下意识地去模仿自己喜欢的人或者身边的人。试想，我们的紧张情绪将如何影响自己的孩子，亦或是自己同事的精神和工作状态。

### 识别你的紧张“签名”

知道了究竟是什么可以引起我们的紧张情绪，现在让我们集中精力在当面对压力时，你如何反应。之所以称为“签名”，是因为没有哪两个人紧张时的表现是完全相同的。阅读下面的3个列表，比较自己的实际情况，归纳出当自己紧张时的生理、心理和行为表现，总结规律。了解自己，才能够进一步谈到我们哪里需要改善和如何改善。

（1）生理反应

☐头痛
☐肌肉紧张
☐口干
☐心跳加快
☐烧心
☐感冒
☐腹泻
☐掌心出汗
☐便秘
☐磨牙
☐皮肤起疹子
☐背痛
☐胃疼
☐胸痛
☐喉炎
☐手抖
☐视线模糊
☐失眠
☐疲劳

其他：

______________________________

______________________________

（2）心理反应

☐急躁易怒
☐忧虑
☐爱忘事
☐沮丧
☐冷淡
☐神经质
☐担心
☐糊涂
☐无望
☐愤世嫉俗
☐气愤
☐害怕
☐充满敌意
☐难以集中精神
☐总是惦记着
☐激动

其他：

______________________________

______________________________

（3）行为表现

□疏远了和亲人、朋友的关系　　　　□总是看电视

□对别人大喊大叫　　　　□吸烟

□说话速度比平时快　　　　□饮酒

□食欲大增或是不振　　　　□服用镇静剂或者其他药物

□神不守舍（如比平时爱摔跤，开车时走神给自己带来危险）

□不愿工作，致使工作成绩下降　　　　□责备其他人

□烦躁，以至于不能集中精力在一件事情上，几件事情同时做，效果更差

□动不动就哭　　　　□不自觉地敲手指或者扯头发

其他：

______________________________

______________________________



**小贴士**

药物、酒精、香烟和食物，所有这些都是人们在紧张时经常想起的东西。这些物品也确实可以暂时稳定情绪，缓解急躁，使人感到放松。有人也许会说，它们真的有用。

但是，表面症状的缓解会将真实的、更深层的紧张掩盖起来。而且，如果使用者没有节制，反而会给自己带来更大的危机。它们会使人们成瘾，可能令你不能胜任工作（如饮酒过量），或者消耗你的体力和精力，损害人们的健康。

思考自己是否也在依靠上述不正确的方法来调节情绪。如果是，放弃它们，脚踏实地地面对真实的人生。

### “紧张日记”

现在，让我们来看看自己在通常情况下一周之内的表现，并对每一次事件做详细的记录：日期和时间？究竟是怎样的场景？什么事情使你紧张？你当时在什么地方？你旁边还有什么人？你当时的反应如何？当你按此方式填写了几周之后，重新阅读自己填写的内容，看看自己的行为方式是否存在着某种规律？

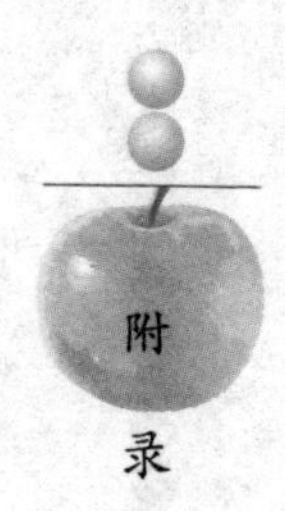


日记

| 日期和时间 | 场景 | 生理反应 | 情绪 | 行动 |
|---|---|---|---|---|
| 例如： | | | | |
| 8月7日,13:00 | 在家里,等着家人一起去看电影,而电影已经快开演了 | 磨牙、肌肉绷紧 | 急躁、焦急、气愤 | 不停地走动,并不断催促对方 |
| | | | | |
| | | | | |



**小贴士**

1. 不要担心微不足道的小事。
2. 生活中遇到的大部分不痛快都是微不足道的。

### 如何克服紧张?

想要挣脱紧张的束缚？这里有很多种放松的方法可供选择。你不需要使用所有这些方法。经过尝试后，选择出最适合你的一种或几种方法，并每天实践 1 ~2 次。千万记住的是，别忘记在你感到紧

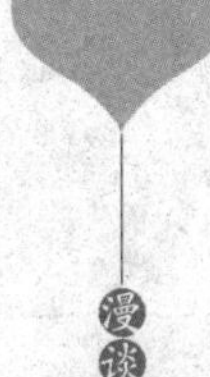



张的时候使用这些方法自我调节。

### 深呼吸

如果你感到紧张时的反应是呼吸急促，那么深呼吸将是适合你的方式。另外，深呼吸还是熟练运用其他方法的基础，并且可以在任何时间和地点应用。

（1）舒服地坐下或平躺。

（2）把手放在胃上。

（3）缓慢地从鼻子里深吸气，好像你吸入的气体进入了你的腹腔，并且保持几秒钟不要把气呼出。

（4）呼气的时候一定要慢，并使气体从嘴呼出。把嘴噘起来，可以帮助你控制呼气的速度。

（5）重复第三和第四个步骤。



### 伸展运动

伸展运动易学，而且是放松肌肉最快的方法。由于肌肉紧张的部位不同，伸展运动的方式也不同。下面将介绍两个常见部位，肩和背的伸展练习。

（1）肩部抻拉

①双臂向前平伸，与肩同高，十指交叉。

②翻转掌心，下颌向胸部回收，双臂向外延伸。

③保持10～20秒钟。重复3次。

（2）背部抻拉

①身体直立，双手放在后腰上。

②缓慢将上身向后仰，同时颈椎放松，保持5秒钟。

③再缓慢将上身前倾，直到感受到背部肌肉拉长，保持5秒钟。

④重复③、④步骤3次。

小贴士

**让笑成为习惯**

“笑”被誉为“生活的良方”、“灵魂的安慰剂”和“心灵的慢跑”。不仅如此，“笑”还是舒缓紧张情绪的最好方法。

开怀大笑作用于肺、心脏和肌肉，使大脑释放促进快乐的化学成分，并且使肌肉得到放松。

让“笑”成为习惯：购置一个活泼幽默的台历；欣赏戏剧或者小丑表演；观察宠物的滑稽动作。

不仅是开怀大笑，即使是微笑就已经足够冲走消极的想法和紧张的情绪了。

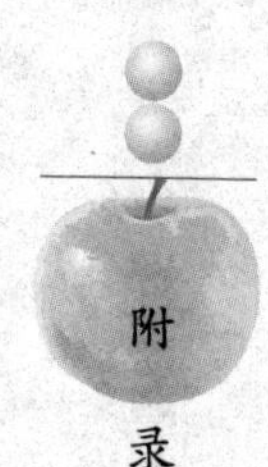





## 循序渐进的放松

你是否经历过这种时刻：过于紧张，以至于忘了平日放松时的感受。循序渐进的放松就是针对这种时刻的最好方法。它分为3个步骤，是一个先使肌肉收紧后再放松的过程，通过使人们充分体会这两种状态下的不同感受，重新感知自己的身体。

（1）紧握拳头，感觉手部肌肉的紧张。保持这一动作几秒钟。

（2）松开拳头，使紧张感消失。注意，你是如何感到自己的手比刚才轻了，前臂也可能比刚才轻了。

（3）体会收紧和放松时的不同感受。当你握拳时，是否手在抖动；而松开拳头时，你的手是否感到发热和刺痛？

（4）将以上3个步骤运用于身体的其他部位：面部、颈部、胳膊、胸、腹部、背、腿和脚。

## 冥想

如果你也认可“望梅止渴”的道理，那么你就知道冥想是如何发挥作用的了。就像瑜伽课最后的放松一样，通过告诉自己你感到肢体发热

和沉重，同样可以使身体得到放松。你得学会跟随自己的思想。

(1) 舒服的坐下，衣着要宽松，闭上双眼，然后试着清空思绪。

(2) 将思想集中在右臂上，反复对自己说："我的右臂感到很热、很沉，"直到它真的感到很热、很沉。

(3) 将第二个步骤应用于身体的其他部位（面部、颈部、胳膊、胸、腹部、背、腿和脚），直到全身得到放松。

### 想象

与冥想类似，想象一样需要发挥大脑的强大功率。借助想象的翅膀，思绪飞到了一个愉快、安全的地方，机体也因此得到了放松。

(1) 舒服地坐下或者躺下。

(2) 构思一幅平静、安宁的美景，例如阳光沙滩。

(3) 感受温暖和放松。

在尝试以上这些技巧时，你可能会发现自己不能集中精神。这样一来，就会影响整个效果。



**小贴士**

走神儿是正常的，通过练习可以得到改观，不要因此而放弃。

当走神儿时，去想一些自己最喜欢的场景，如天空的焰火、孩子的面庞等等，以便集中精神。

如果可能，在放松之前先进行有氧代谢运动（如慢跑）。这样，会帮助你集中精力调息，也有利于清空思绪。

## 聆听内心的声音

我们学习了如何用思想帮助我们放松。现在，让我们来考虑在日常生活中，人们的思想所发挥的威力。无论你意识到了没有，人们的心声（甚至是自言自语），以及如何与身外的世界交流，直接影响着人们紧张的程度。

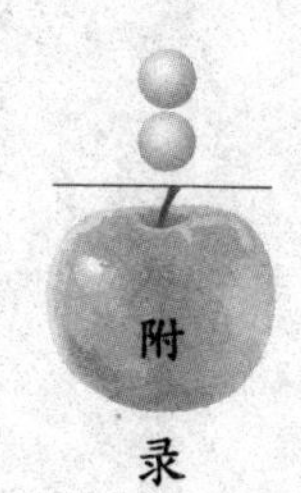


### 你究竟在想什么？

人的思绪是一个连续不断运转的过程，永不停息。你的人生观是消极的，还是积极的呢？

—我是个大傻瓜。

—别急，这不是世界末日。

—我曾经犯过同样的错误，并从中学到一些东西。

**黑白人生观**

黑白人生观过于简单地认为生活中非黑即白、非是即非、非对即错，中间没有渐变色。持有这种观念的人生活是枯燥的。他们丧失了很多选择，无法拥有梦想，难于尝试解决问题和享受丰富多彩的人生。



**完美主义者**

一味地要求自己和他人完美只能导向失败。持有这种信念的人经常使用“应该”：“我不应该犯任何错误。”“人们应该公正地对待我。”“生活应该对我仁慈一些。”在所有的责备声中，问题并没有得到解决，还可能导致局面的进一步恶化。

**扁鹊见蔡桓公**

再提《扁鹊见蔡桓公》，小病不治，成了绝症。生活中的其他事情也是一样，凡事从长远的角度打算，从现在做起，逐步解决能够解决的问题，不要等到真正的大事件发生了，带来无法挽回的损失。

**宇宙中心人生观**

如果你认为自己对周围发生的每一件事情都负有责任，那么你可能过高估计了自己的重要性，把自己置身在“宇宙的中心”了。你会因为别人的情绪或感受而责备自己，尤其是那些你亲近的人。认识到自己确实对于很多事情无能为力，将是你得到的最大解脱。

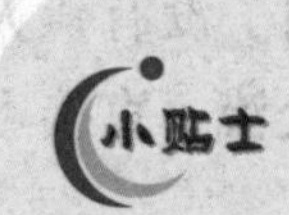


**生活在继续**

抗压能力强的人分享着同样的人生信条，同时乐观的生活态度也使他们更加健康。他们认为变化是一种挑战，自身怀有一种使命感，并且确信自己主宰自己的生活。

尤其要记得的是，即使你不能控制事态的发展，但至少你能控制自己对于事件的反应，这将在很大程度上克服自身的紧张情绪。

### 做出你的选择

下面的练习帮助大家改善消极人生观中的一种：黑白人生观。利用这个练习，使自己了解生活中蕴涵着更加丰富多彩的选择。通常情况下，在遇到问题时，人们是可以采取行动的。即使无计可施，你也能够通过调节心情来缓解压力。

| 可控事件 | 可能采取的行动 | 不可控事件 | 可以改变的观念 |
| --- | --- | --- | --- |
| 罗列出生活中给你带来麻烦，但自己可以掌控的事件。比如日常琐事，面临的问题。在有些时候，人生中的重大事件也是可以解决的 | 尽可能全面思考能够采取什么方法解决出现的问题。每当有了新的主意就记录下来，并且不要替换原先的记录，因为一个新的想法可能带来另一个创意 | 罗列出你虽然不希望发生，但又无能为力的事情。但当你研究列表后，就会发现一些自认为没有办法的事情其实是可以控制的，将它们移到“可控事件”栏 | 从不同的角度看待这些问题。乍看之下，无从下手。那么，换个角度看问题呢 |

续　表

| 可控事件 | 可能采取的行动 | 不可控事件 | 可以改变的观念 |
| --- | --- | --- | --- |
| 例：<br>汽车坏了 | 例：<br>(1)去汽车维修站<br>(2)定期做汽车保养<br>(3)乘坐公交车<br>(4)换一辆性能更可靠的汽车<br>(5)自己进行汽车维修 | 例：<br>被解雇了 | 例：<br>(1)利用这个机会慎重考虑自己今后的职业生涯<br>(2)在重新开始工作之前，有更多的时间和家人在一起了<br>(3)重回学校充电 |

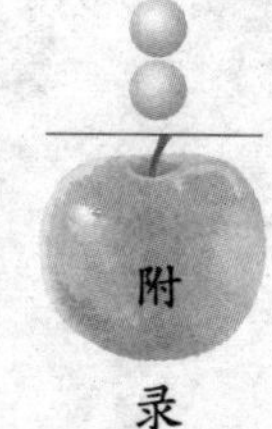




小贴士

睿智地分析问题，平静地接受现实，勇敢地面对改变。

### 语言替换

既然了解了人们认识里的几种误区，那么反思一下自己是否属于其中的哪种情况呢？利用一个星期的时间，倾听自己内心的声音，并记录下这些思想。使头脑中的想法跃然纸上，可以帮助你识别自己在多大程度上受到了周围人（父母、配偶、老板……）的影响。然后，用正确的思维方式取代头脑中固有的负面想法。

| 负面想法 | 正面观点 |
| --- | --- |
| 我做的事没一件是对的。我是个十足的大傻瓜 | 事情就是这样，我已经尽力了。但我并不是万能的。无论如何，我还是做过很多正确的选择，而且其中一部分相当不错 |
| 我不能相信竟然发生了这种事 | 如果我的能力所及，我会尽力而为；否则，我应该学会放宽心 |

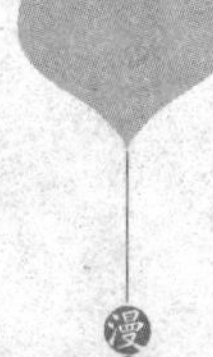



续　表

| 负面想法 | 正面观点 |
| --- | --- |
| 为什么倒霉的总是我？ | 不顺心是无法避免的。但生活中也有阳光普照的时候 |
| 如果我当初……，就好了 | 学着对自己好一点，过去的就让它过去吧 |
| 我的生活没有任何希望 | 我要乐观面对生活，准备迎接新的挑战 |
| 他们为什么就不理解我呢 | 不同的人有不同的观点。我通常是可以从别人那儿学到东西的，即使我有时不同意对方的观点 |

### 谈话方式

学会倾听自己的心声只是战役的一半，另一半内容是如何与他人沟通。当与别人产生分歧时，你是否感到忧虑，或者产生挫败感，甚至由于紧张导致血压上升？当你自己或对方采用攻击性的、被动攻击性的和消极的谈话方式时，上述情况是可能发生的。自信的谈话方式会减轻双方的压力。



（1）攻击性的谈话方式

例：如果你早听我的，这种事就不会发生了。

攻击性的谈话方式传达了一种恐吓、威胁的态度，从而导致双方的不愉快，甚至发生口角。但实际上，在和别人争吵的同时，你也在与自己的身体争吵：你的心跳会加快，血压会上升。

（2）被动攻击性的谈话方式

例：你听说他做的蠢事了吗？

习惯采取被动攻击性谈话方式的人同样也认为自己的感受和判断是对的。不同在于他们并不公开表达自己的观点。相反，他们喜欢在背地里说三道四，遇事编造借口，不说出自己的真实想法。这种谈话方式不利于问题的解决，因此同样的问题会反复出现，并得不到解决。

（3）消极的谈话方式

例：他们根本不会听。

当意见不统一时，缺乏自信的人通常不会发表自己的想法、提出不同意见；当接受任务时，他们也通常不会根据实际情况提出自己的观点（比如：这些报表太多了，您是否可以再找一个人和我一起完成）。所以，这一类人经常置身于压力之中。



### 小测验

学习判断有效和无效的交流方式，可以帮助我们了解自己的说话方式及其产生的效果。阅读下面的陈述，并做出相应的判断。然后，自信地面对每一天：清楚表达自己的意图，用尊重自己也尊重他人的方式交流。

1. “我必须每件事都要自己做吗？我告诉过你下班前需要这份报告。”

2. “从来没人注意我。你怎么想？是因为我没有一个讨人喜欢的个性吗？”

3. “我能理解你为什么要和朋友去参加这次聚会。但今天是你妈妈的生日，我们答应和她一起过的。”

4. “我不能相信他这么对待我。你让我怎么容忍这些自以为是情圣的家伙？我告没告诉过你他最近的一段感情终结？……”

5. “我确实认为是公开公司合并消息的时候了。我知道你持反对意见，让我们就这个问题详细讨论一下。”

6. “你哪儿学的开车，傻瓜？重新再报个驾校吧！”

7. “因为这是我说的！”

8. “好吧，我不介意又是我洗碗。我知道你最喜欢的电视节目开始了。你认为今天的晚饭怎么样？你听见了吗？”

9. 我需要和你谈谈我们之间的问题。你有时间吗？”

---

答案：1. 攻击性的；2. 消极的；3. 自信的；4. 被动攻击性的；5. 自信的；6. 攻击性的；7. 攻击性的；8. 消极的；9. 自信的。

(4) 自信的谈话方式

例：我不同意，让我们再仔细分析一下。

自信的谈话方式既清晰地表达了自己的权力和观点，也表示了对对方的尊重。相信自己，大方地说出自己的意见。不要害怕说“不”，你会看到结果的改观。

## 压力缓冲器

生活本身就是最好的压力缓冲器。合理规划的人生引导人们设立追求目标，抵制无聊和孤单，培养人们自信自强的性格。另外，细心照料自己的身体，也可以提高机体本身的抗压能力。

### 合理规划人生



(1) 当工作统治人生

工作可以让人获得满足感和成就感，同时也是生存的经济来源。但稍不留神，工作就会变成你生活的统治者。如同鲁迅先生曾经写道的：人们究竟是为了活着而吃米，还是为了吃米而活着。

把所有鸡蛋统统放在一个篮子里，往往是个大错误。这样做只会让你越陷越深，无法自拔。生活是由多个部分组成的。充实的人生才能帮助人们实现更多的愿望：自我实现，得到认同，发挥创造力，有精神寄托等等。而且，当生活中的一部分不那么顺利时，还有其他美好的事物支撑着我们。

(2) 家庭和朋友

作为“社会动物”，人类需要交流。与家人和朋友建立紧密、亲近的纽带，可以在艰难的时刻得到关怀、支持和情感支柱。

(3) 私人空间

每个人也同样需要独处。独自一人的时候，允许我们集中精力去思考问题，比如反思和家人的关系，自己的事业前途，目前生活的财政状况、健康情况以及生活的方方面面。另一方面，独处并不意味着总是严肃地思考，独处的时间经常也是做自己最想做的事情的最佳时刻。

(4) 回报社会

帮助他人使我们有机会回报社会。帮助他人还可以使我们得到特殊的回报：从不同的角度了解生活。

(5) 建立信仰

无论你是相信真的有某种超能力联系着地球；还是认为自己所想、所感受和付诸行动的都应该受到一定道德标准的制约；或者拥有就目前状况而言难以实现的理想。建立信仰在这方面可以帮助你。

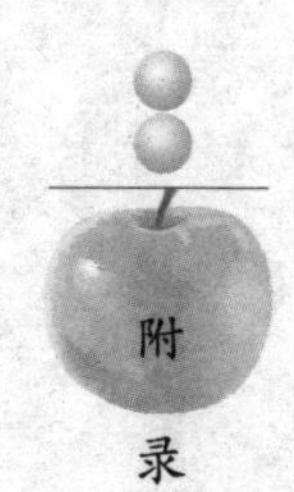






小贴士

**工作减压法**

注意休息：午餐时间走出办公室，不要因为任何原因耽搁了计划好的休假。

学习如何寻求帮助。

合理安排时间，确定什么事情应该优先处理。

关注自己的成绩，不要看到的只是任务本身。

## 重要性评估

你生活中最重要的是什么？你花费最多时间在做什么？对你而言，前两个问题是否可以画等号？首先，确定目前你的精力是如何分配在生活中的每一个重要领域的，用高、中、低3个等级评估它们占据的地位。然后，评价每一领域对自己真实的重要性，同样运用高、中、低3个等级评估自己希望它们在生活中占据的地位。切记，生活掌握在自己手里。

| 生活组成 | 目前精力投入 | 实际的重要性 |
| --- | --- | --- |
| 例：锻炼 | 低 | 中 |
| 家庭 | | |
| 朋友 | | |
| 对自己至关重要的人 | | |
| 独处 | | |
| 娱乐 | | |
| 锻炼 | | |
| 爱好 | | |
| 工作 | | |
| 志愿者的工作(如义务清扫楼道) | | |
| 道德观的维护 | | |
| 其他 | | |



## 制定行动计划

不幸的是，在生活中紧急的事情总是具有优先权，而个人的偏好只能退居二线。上面的测试就说明了这一点。制定一个行动计划，可以在一定程度上帮助人们实现自己的喜好。选择生活中你认为最重要的3个领域，然后列举自己的兴趣点，从而明确自己最想做的事情，以确定究竟从哪里开始完成愿望。

| 生活中需要改进的部分 | 自己感兴趣的事情 | 感兴趣的程度 |
| --- | --- | --- |
| 例：锻炼 | 去健身房 | 中 |
| | 每天遛狗2次 | 高 |
| | 每星期远足1次 | 低 |
| 1 ________ | ________ | ________ |
| ________ | ________ | ________ |

2 ________ ________ ________

3 ________ ________ ________





## 强身健体

强身健体 4 步骤：合理锻炼、健康饮食、开心娱乐和充足睡眠。

（1）合理锻炼

有氧代谢运动（例如快步行走、蹬车、慢跑、扭秧歌、游泳等）改善心理状态，提高应付生活中各种压力的能力。从全面身心健康意义上讲，有氧代谢运动是最理想的调节心情，控制紧张和完善性格的方式。前文中我们提到，受过“锻炼”的心脏效率大大提高了，心脏每次搏动收缩泵出的血液多了，血流速度减慢了，从而使导致紧张的肾上腺素分泌减少。这样，即使是处在紧张的状态之下，心率的减慢所带来的一系列反应也会使我们沉着冷静，能很好地控制自己的情绪。与此同时，强健的体格也带给人们更多的精力与活力。

（2）健康饮食

营养均衡的饮食提供人们每天体力和脑力劳动所必需的能量。要注意控制咖啡因和糖的摄入量。

（3）开心娱乐

不必仅仅因为自己有时间娱乐而怀有犯罪感。工作的时间认真

工作，玩儿的时间痛快地玩儿。开车、园艺、打牌、拼图游戏、艺术创作、音乐欣赏、保龄球……无论你喜欢做什么，身体都能得到充分的放松。另外，不管你的爱好属于哪一方面，艺术、音乐、体育……，都可以加强自己的想象力和创造力，有利于工作时的更好发挥。

（4）充足睡眠

每晚按时上床睡觉是恢复生机的最好方式。睡前不要喝含咖啡因或酒精的饮料，进行锻炼的时间也不宜过晚。如果可能，培养自己睡午觉的习惯。假如精神紧张，就多给自己一个小时的睡眠。

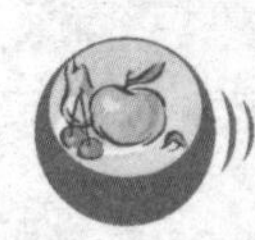

## 制定切实可行的目标

如果你想演奏钢琴，你就一定得花费时间和精力才能做到，对吗？学会如何控制压力，一样需要实践才行。因此，我们在制定目标的时候要实事求是。为了确保成功，我们需要制定计划，尝试新的方法，然后实践再实践……



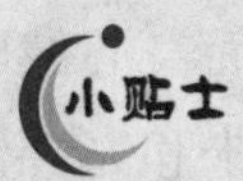


### 宠物带给人们快乐

它们喵喵叫、歌唱、跳跃、舞蹈，无休止快乐地摇着尾巴。谁能够抵抗这种魅力？对于处在紧张状态中的人们，宠物常常是上帝的恩赐。事实上，它们甚至可以降低你的血压，减少你去看医生的次数。宠物给予人的是无条件的爱，在某种程度上也给予了人们精神寄托。如果你自己不能养宠物，那么帮助那些需要帮助照顾宠物的人，或者定期参观动物园或宠物商店。

照顾植物也可以获得同样的助益。

## 决定改变

试图克服自己的紧张情绪就像做其他任何事情一样，需要的是你确实想做。但也不要一次尝试所有的方式和方法。首先集中精力在你认为最有效的几种方法上，并且记得给自己奖励，哪怕只是取得了一丁点儿进步。

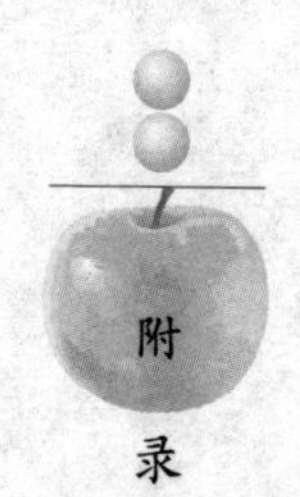


## 使用减压技巧

现在，你可能已经了解了各种各样的减压技巧，并且对哪些方法对自己更有效做了初步的判断。值得注意的是，要想判断你所选择的技能和技巧是否确实有效，起码要实践一个星期。毕竟，一个人需要一些时间来适应新的事物。

## 实践，再实践



俗话说，熟能生巧。做任何事情都需要反复练习，提高自我调节能力也不例外。另外，由于个人的差异，进步的速度也不相同，所以给自己足够的时间，急于求成是不可取的。记住，凡事都是从量变到质变，改变可能是突然的。当然，持之以恒是至关重要的，如果你在整个过程中有反复，也不要就此放弃。

小贴士

**生活更美好**

每天至少做一件自己感兴趣的事。

当感觉紧张时，合上双眼，然后慢慢地重复一些轻柔的语句或歌曲，并渐渐地放开声音。这样，可以帮助平稳思绪。

当遇到自己不想做的事情时，尽早地面对和解决它，不要因为害怕拖拉。

头天晚上为第二天做好准备。

准备备份钥匙，固定放在钱包里，以应付由于各种疏忽把自己锁在外面而出现的紧张时刻。



小测验

“没人像我这么倒霉。”当人们遇到不顺心的一天，总是自怜自哀。这个小测验将帮助我们练习如何解决生活中遇到的问题。比方说，你的目标是去除每天上班路上忙忙碌碌的感觉，你可以头天晚上收拾好第二天要带的东西或者提前出发 15 分钟。选择正确的解决方法应对可能出现的紧张局面，然后再来看看我们崭新的另一天？

下面列举了人们可能遇到的“倒霉事儿”。参照随后的“选择答案”，针对每一个问题选择出你认为正确的答案。（多选题）

1．看来是注定的，我每天上班都得迟到15分钟。

2．我总是坐那辆最慢的车，选那条最堵的路，又晚了。

3．我的老板认为我是女超人。我并不想抱怨，但她就知道没完没了地让我干活儿。我能怎么办？

4．没有足够的时间让我做每一件我想做的事。但我不想放弃任何一个乐趣。

5．当站在同事们面前发言时，我的眼睛发花，脑袋里一片空白。所有我能看到的就是自己的前途渺茫。

6．明天就是最后期限了。我不想上交一份只完成了一半的计划，可是还有太多工作要做，我做不完了。怎么办？

7．没什么可说的。我唯一的愿望就是，哪怕只有一次我离开家时不用像现在这样四处搜寻钥匙。

8．你能相信吗？他们居然不说一声就来我家了。我就不能有一分钟的空闲吗？

**选择答案**

是解决问题的时候了。假若上述的情况发生，你会怎么做？对每种情况而言，并非只有一个正确答案。另外，开动脑筋，想想是否还有其他的解决方案。

A．安装电话答录机，在你忙碌时，用它来接听电话。

B．坦诚相待。表达自己的真实想法，并提出合理化建议。

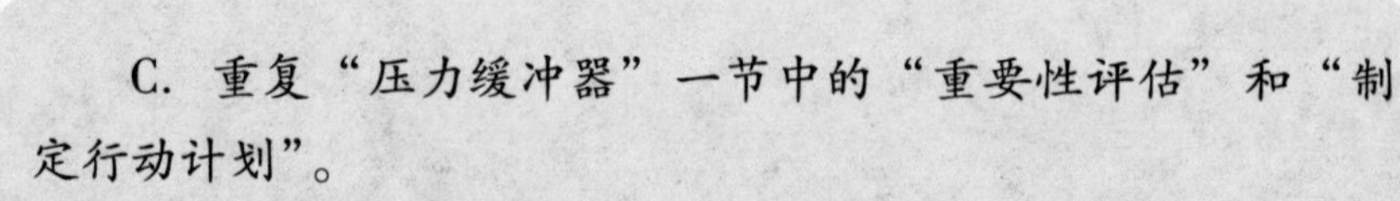

C. 重复“压力缓冲器”一节中的“重要性评估”和“制定行动计划”。

D. 在笔记本上写下一周的活动安排，并将笔记本随身携带。每当记起需要添加的内容时，随时补充；每当完成了一项计划时，就把相应的记录划掉。

E. 尽力而为。

F. 多放几个闹钟在屋里，确保自己按时起床。

G. 在两件事之间留出充裕的时间。如果你认为完成一件事情需要2个小时，那么在此基础上再打出半个小时的富裕。

H. 尝试深呼吸、伸拉或冥想等放松练习。

I. 整理房间和办公室，使物品摆放井井有条。

J. 随身携带一些读物，以免认为自己总是浪费时间。



K. 提前做准备。不要总是等到油箱空了，邮票用完了，最后期限就在明天了。

L. 点上蜡烛，播放轻音乐，洗个热水澡。

---

答案：1. E，F，K；2. D，G，H，J；3. B，C，E；4. A，C，D，I，K；5. E，H；6. A，B，H，K，L；7. I；8. B，H。

## 和自己签订契约

契约的诞生是为了制约人们履行自己的承诺。我们可以采用相同的方法和自己订立一份克服紧张的契约。以下将为大家提供一个范本：在“我将要做：”一栏中，填写你的目标和为了达到这个目标，准备采取的方法；然后制定期限，也就是在什么时间之前你要完成自己制定的计划。如果有见证人，就能够为实现目标提供额外的支持。

**我将要做：　　　　　　　　　　　　　期限：**

______________________________　　_______________

______________________________　　_______________

______________________________　　_______________

______________________________　　_______________

______________________________　　_______________

______________________________　　_______________

______________________________　　_______________

______________________________　　_______________

__________　　____________________

日期　　　　　　　执行人签字

__________　　____________________

日期　　　　　　　见证人签字

我们要珍爱生命，珍惜健康，乐观向上，健康愉快的活着；人生恨短，抓紧时间干正确的事。什么是正确的事？正确的事要具备两个“符合”——符合广大老百姓的利益和符合事物发展的规律。干实事，求实效；不忽悠，不折腾。要为成功想办法，不为失败找借口。自我和谐，与社会和谐，才有愉快和成功的人生。